INTERVALL FASTEN

Einfach gesund abnehmen

INHALT

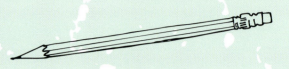

Einleitung **4**

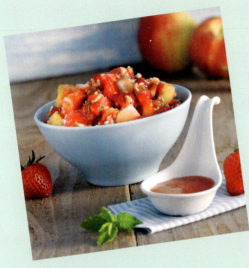

Fastentage – Frühstück **10**

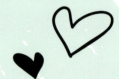

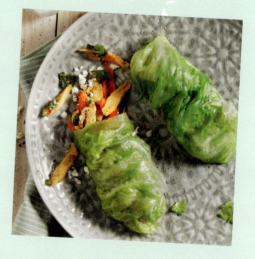

Fastentage – Mittag **22**

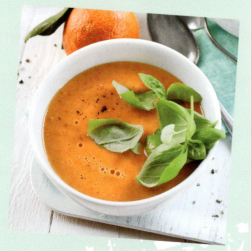

Fastentage – Abend **32**

Fastenfrei – Frühstück **44**

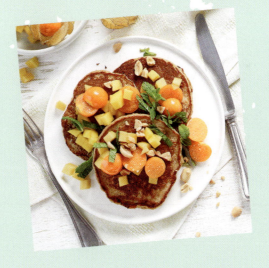
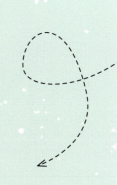

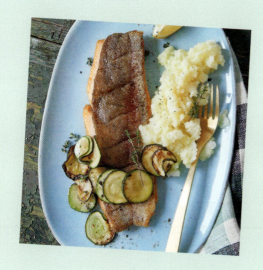

Fastenfrei – Mittag **64**

Fastenfrei – Abend **86**

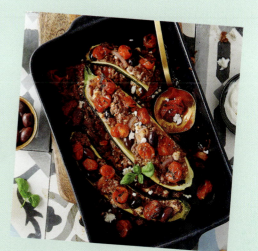

2-Wochen-Plan **108**

Rezeptverzeichnis **110**

Hinweise zum Buch **112**

Fit und gesund mit
INTERVALLFASTEN

Intervallfasten ist fernab von strengen Regeln das Richtige für Menschen, die auf möglichst wenig verzichten wollen. Es lässt sich gut in den Alltag integrieren und wirkt sich langfristig positiv aufs Gewicht sowie auf die Gesundheit im Allgemeinen aus. Doch was steckt dahinter und wie funktioniert das?

INTERVALLFASTEN

Intervallfasten wird auch intermittierendes Fasten genannt. Hierbei spielen Menge und Zusammensetzung an Kalorien, Kohlenhydraten und Fetten keine Rolle. Was zählt sind Essenspausen, die als Mini-Fasteneinheiten gelten. Die Phasen, in denen wenig bis gar nichts gegessen wird, variieren je nach Modell von einigen Stunden am Tag bis zu wenigen Tagen in der Woche.

Die Grundlagen

Diese Art der Ernährung erinnert an das Essverhalten unserer Vorfahren. Der menschliche Stoffwechsel ist natürlicherweise an Esspausen gewöhnt, da nicht ständig Nahrung verfügbar war. Missernten, Dürre oder erfolglose Jagd zwangen den Menschen zum Fasten. In der Zeit ging der Stoffwechsel ran an den Speck und nutzte als Energiequelle seine Fettspeicher, bis es wieder etwas zu essen gab. Diese Zeiten fehlen uns heute.

Dauerhafte Verfügbarkeit und ständige Nahrungsaufnahme bringen den Körper gar nicht erst in die Verlegenheit, an die Fettreserven zu gehen. Das ist nämlich mit viel mehr Arbeit verbunden, als einfach die Kohlenhydrate aus der Nahrung zu verwerten.

Diese Mühe bringt der Körper meist nur nach längeren Sporteinheiten auf, wenn Energienachschub benötigt wird und die Kohlenhydratspeicher geleert sind.

Intervallfasten hingegen bringt den Stoffwechsel durch kurze Fastenperioden ganz ohne Sport wieder auf Trab. In den Zeiten, in denen keine Kohlen-

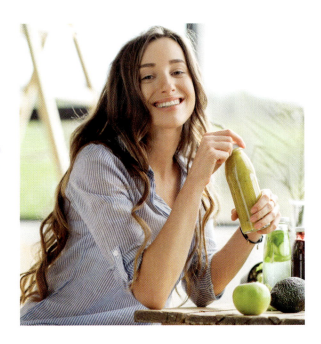

hydrate mehr verfügbar sind, schaltet der Körper automatisch auf den Fettverbrennungsmodus.
In der heutigen Zeit muss man diese kohlenhydratfreien Zeiten aktiv schaffen und dafür ist Intervallfasten die ideale Methode, denn dabei wechselt der Stoffwechsel zwischen Glukose- und Fettverbrennung. Das wirkt sich am Ende positiv auf dein Gewicht, aber auch auf deine Gesundheit im Allgemeinen aus.

Die 5:2-Methode

Die 5:2-Methode ist die bekannteste unter den Intervallfasten-Modellen. Von ihr existieren zudem einige Varianten. Bei der klassischen 5:2-Methode darfst du an fünf Tagen der Woche nach Lust und Laune essen was du gerne möchtest – es gibt keine Einschränkungen. An zwei frei wählbaren Tagen der Woche, darfst du für jeweils 24 Stunden nur 20 bis 25 Prozent deines eigentlichen Kalorienbedarfs zu dir nehmen.

Ein Beispiel: Eine 40-jährige Frau, 1,65 cm groß und 70 kg schwer mit einem Bürojob und wenig zusätzlicher körperlicher Bewegung hat einen ungefähren Energiebedarf von 2000 kcal pro Tag. An den Fastentagen darf sie also ca. 500 kcal pro Tag essen und trinken.

Theoretisch darfst du an den fünf anderen Tagen essen was du willst, dennoch ist es empfehlenswert, ausgewogene Mahlzeiten auf den Tisch zu bringen und sich nicht achtlos den Bauch vollzuschlagen. Das unterstützt sowohl den Diät- als auch den Gesundheitsaspekt des Intervallfastens.

Die 2-Tage-Diät

Die 2-Tage-Diät fällt auch unter die 5:2-Methode. Beide Modelle ähneln sich stark. Allerdings sind die Regeln bei der 2-Tage-Diät etwas strenger. Die Fastentage liegen beispielsweise direkt hintereinander. Und an den fünf anderen Tagen wird eine mediterrane Vollwertkost, also mit vielen Vollkornprodukten und Ballaststoffen empfohlen. Die Mahlzeiten an den Fastentagen sollten protein- und nährstoffreich sowie kohlenhydratarm sein – Prinzipien, die aus der Low-Carb-Ernährung bekannt sind.

Alternierendes Fasten

Alternierendes Fasten, auch Alternate-Day-Fasting genannt, ist eine Methode, bei der an jedem zweiten Tag gefastet wird. So kommen Sie pro Woche auf 3–4 Fastentage. Das Prinzip ist das Gleiche wie bei der 5:2-Methode. Allerdings fällt es manchen Menschen leichter dabei zu bleiben, wenn sie in einem festen Rhythmus von Fasten- und Schlemmertagen leben. Gerade Menschen, die auf weitere Vorschriften an den Nicht-Fastentagen verzichten möchten, aber dazu neigen essenstechnisch über die Stränge zu schlagen, finden im alternierenden Fasten eine gute Methode, um ohne große Einschränkungen abzunehmen. Dennoch ist auch beim alternierenden Fasten eine Ernährungsumstellung hin zu einer ausgewogenen, vollwertigen Ernährung sinnvoll und empfehlenswert.

Die Methoden

Wer für eine kurze, beschränkte Zeit auf Kalorien verzichten möchte, kann zwischen verschiedenen Methoden wählen. Je nach Modell variieren die Essenspausen zwischen 16 Stunden und 2 Tagen.

- Die 5:2-Methode
- Die 2-Tage-Diät
- Alternierendes Fasten
- Eat-Stop-Eat-Methode
- 16:8-Methode

Einleitung

Eat-Stop-Eat-Methode

Bei der Eat-Stop-Eat-Methode wird an zwei Tagen der Woche für jeweils 24 Stunden auf Nahrung verzichtet. Es handelt sich um eine Abwandlung der 5:2-Methode. Während bei ersterer der Fastentag morgens beginnt und abends endet, startet die Fastenperiode der Eat-Stop-Eat-Methode einmal mittags und einmal abends und dauert jeweils 24 Stunden.

Wer also mittags in die Fastenperiode geht, frühstückt noch und nimmt zum Mittag- und Abendessen sowie zum Frühstück am nächsten Morgen nur kleine Mahlzeiten mit insgesamt maximal 500–600 kcal zu sich. Mittags geht es dann normal weiter. Wer abends in die Fastenperiode geht, ersetzt das Abendessen sowie das darauffolgende Frühstück und Mittagessen durch kleine Fastenmahlzeiten und darf sich auf das Abendessen freuen. Warum der Aufwand? So ist der Speiseplan nie einen kompletten Tag eingeschränkt.

Diesem Buch liegt die 5:2-Methode zu Grunde. Auch wenn du dich für eine andere Methode entschieden hast, kannst du die Rezepte aus dem Buch nutzen. Wenn du 16:8 fastest, brauchst du jedoch die Fastenmahlzeiten nicht zu berücksichtigen, sondern wählst aus den Mahlzeiten für die fastenfreien Tage.

16:8-Methode

Die 16:8-Methode fußt auf der Idee, die nächtliche Fastenperiode zu verlängern. Das kannst du erreichen, indem du auf das Frühstück verzichtest – breakfast cancelling – und erst mit dem Mittagessen in den Tag startest, oder du lässt das Abendessen ausfallen – dinner cancelling. Das Wichtige: Du musst jeden Tag auf eine nahrungsfreie Zeit von 16 Stunden kommen. Essen darfst du dann 8 Stunden lang. Wann du dir die 8 Stunden nehmen willst, bleibt dir selbst überlassen.

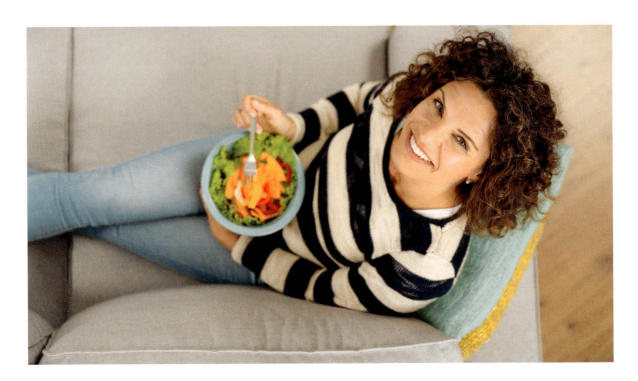

Mögliche positive Effekte des Intervallfastens

- Gewichtsverlust
- Mobilisierung des Stoffwechsels
- Abbau der Fettspeicher
- Reduktion von Entzündungen
- Positiv für die Herz-Kreislauf-Gesundheit
- Schutz vor Diabetes

Denkbar ist es, dass du um 20 Uhr zu Abend isst und dann am nächsten Tag erst um 12 Uhr wieder etwas isst (breakfast cancelling). Oder du hörst bereits nachmittags um 16 Uhr mit der letzten Mahlzeit auf und frühstückst dann um 8 Uhr morgens (dinner cancelling). Und dann gibt es noch die moderate Möglichkeit mit einem frühen Abendessen um 18 Uhr und einem späten Frühstück um 10 Uhr.

Du siehst – die große Stärke des Intervallfastens ist die, dass sich die Diät ganz flexibel deinen individuellen Vorlieben und Alltagsgegebenheiten anpasst. Alles ist allen Methoden gleich: Sie üben eine Zeitlang bewusst Nahrungsverzicht. Dadurch kurbelst du deinen Stoffwechsel an, bringst die Fettverbrennung in Schwung, wirst lästige Kilos los und tust darüber hinaus deiner Gesundheit noch etwas Gutes.

Die Wirksamkeit

Ist das nicht gefährlich für die Gesundheit, einfach so zu hungern? Nein, im Gegenteil, es ist sogar ganz förderlich. Denn der Körper kennt Hungerperioden und ist evolutionsbedingt an diese nahrungsfreien Zeiten angepasst. Was wiederum eher die Gesundheit gefährdet, ist die ständige Nahrungsaufnahme. Das klingt erstmal widersprüchlich. Warum sollte eine gute Versorgung schlecht für den Körper sein? Nun, der Stoffwechsel braucht idealerweise beides: Zeiten, in denen er mit nährstoffreicher, vielfältiger Nahrung versorgt wird, und Zeiten, in denen nicht gegessen wird. Denn in dieser Zeit repariert und regeneriert der Körper und er sitzt deswegen nicht auf dem Trockenen. Sind die Kohlenhydratreserven in Form von Glykogen in Muskeln und Leber abgebaut, greift der Körper nämlich zur Energiegewinnung auf die Fettreserven zurück. Fastenzeiten mobilisieren also die eiserne Reserve.

Intervallfasten kann dazu führen, dass der Stoffwechsel flexibler wird und einfacher zwischen Fetten und Kohlenhydraten als Energielieferanten hin und herwechseln kann. Das führt auch dazu, dass die Fettspeicher beim Intervallfasten in höherem Maße geleert werden, als bei anderen Diätformen. Und weniger Speck auf der Hüfte – das ist ja genau das Ergebnis, was sich die meisten von einer Diät erhoffen. Ein Jo-Jo-Effekt, wie er bei anderen Diätformen zu beobachten ist, tritt übrigens nicht ein. Dafür ist die Fastenzeit zu kurz.

Die Forschung zum Thema Intervallfasten steht noch relativ am Anfang, aber bereits die ersten Ergebnisse sind vielversprechend. Denn auch der Stoffwechsel im Allgemeinen profitiert von den Fastenzeiten. Die Leberfette sinken, die Menge an schädlichen freien Fetten sinkt, die Insulinresistenz sinkt, das Diabetesrisiko sinkt, der Blutzuckerspiegel sinkt, aber auch Entzündungsparameter sowie Risikofaktoren für die Herzgesundheit nehmen ab. Auch konnte gezeigt werden, dass sich beispielsweise die Darmflora durch das Intervallfasten positiv verändert hat. Der Darm ist ein wichtiger Bestandteil unseres Immunsystem und beeinflusst Gesundheit und Stoffwechsel maßgeblich. Daher ist es wichtig sich auch um seine Darmgesundheit zu kümmern. Und das geschieht beim Intervallfasten ganz automatisch und quasi nebenbei.

JETZT GEHT'S LOS

So funktioniert dein neues Schlankprinzip

Diesem Buch liegt die 5:2-Methode zu Grunde. Das bedeutet, du darfst dir an fünf Tagen pro Woche leckere Mahlzeiten ohne weitere Einschränkungen aus dem Rezeptteil aussuchen. An den zwei Fastentagen wählst du aus dem entsprechenden Kapitel drei kleine Fastenmahlzeiten aus. Darüber hinaus trinkst du reichlich ungesüßten Tee und Wasser. Auch schwarzer Kaffee, ohne Milch und Zucker ist erlaubt.

So funktionieren die Rezepte

Die Rezepte funktionieren an den Fasten- und an den Nicht-Fastentagen nach dem gleichen Prinzip: Du suchst dir aus dem Frühstücks-, Mittagessen- und Abendessenkapitel je ein Rezept aus und stellst dir so deinen persönlichen Speiseplan zusammen.

An den Fastentagen trinkst du zu den Mahlzeiten ungesüßte Getränke, an den Nicht-Fastentagen sind auch ein Milchkaffee oder ein Chai-Latte und ein kleiner, möglichst kohlenhydratarmer Snack

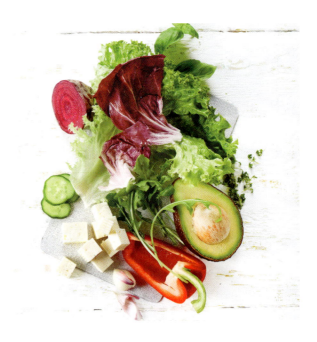

erlaubt – etwa ein Naturjoghurt mit Nüssen, eine halbe Avocado oder auch ein kleines Stück Kuchen. Aber Achtung: Der Snack sollte 250 kcal nicht übersteigen. Wenn du also große Mengen essen möchtest, nimm dir als Snack lieber geschnittenes rohes oder gedünstetes Gemüse mit einem Quarkdip mit.

	FASTENTAGE	NICHT-FASTENTAGE
Frühstück	✔	✔
Mittagessen	✔	✔
Abendessen	✔	✔
Ein kleiner Snack (max. 250 kcal)	✘	✔
Ein Milchkaffee o. Ä.	✘	✔
Zuckerfreie Getränke	✔	✔

Mit den Rezepten aus dem Buch, werden die allermeisten genussvoll abnehmen. Wenn Gewichtsverlust nicht dein Ziel ist, sondern du nur in den Genuss der gesundheitlichen Vorteile des Intervallfastens kommen möchten, brauchst du dich an den fastenfreien Tagen nicht weiter einzuschränken. Du kannst dann mehr als einen Milchkaffee und einen Snack zusätzlich verspeisen.

> Eine 40-jährige Frau, 1,65 cm groß und 70 kg schwer mit einem Bürojob und wenig zusätzlicher körperlicher Bewegung hat einen ungefähren Energiebedarf von 2000 kcal pro Tag. Jemand, der körperlich hart arbeitet oder Sport treibt, verbraucht mehr, jemand der älter ist verbraucht weniger.

Umgang mit Hunger

Zugegeben, es ist nicht jedermanns Sache auf Essen zu verzichten. Gerade morgens oder mittags kann es zu Magengrummeln, Bauchschmerzen oder schlechter Laune kommen. Aber es gibt mehrere gute Nachrichten: drei kleine Mahlzeiten sind erlaubt und stimmen Kopf und Bauch erstmal gnädig. Außerdem gewöhnt sich der Körper an den Zustand, und dann fühlt es sich auch ganz gut an „leer" zu sein. Man spürt förmlich, wie der Körper sich erholen kann, weil er von der Verdauungsarbeit befreit ist.

Wenn der Magen dennoch zu sehr knurrt, hilft oft schon ein warmer Tee oder eine klare Brühe. Wenn du Zeit hast, kannst du auch raus an die frische Luft und dort spazieren gehen. Das lenkt ab, die Gedanken fließen und vielleicht kommt ja sogar ein Geistesblitz für private oder berufliche Pläne. Und dann gibt es noch den Gedanken-Anker, denn: morgen schon gibt es wieder etwas „Richtiges" zu essen. Stelle dir vor, wie du deinem Körper Zeit schenkst, um zu regenerieren, wie er nicht nur schlanker, sondern auch widerstandfähiger wird. Führe dir vor Augen, dass du auf allen Ebenen deinem Körper Gutes tust und dass dies die ursprünglichste aller Ernährungsformen ist, für die unser Körper gemacht ist.

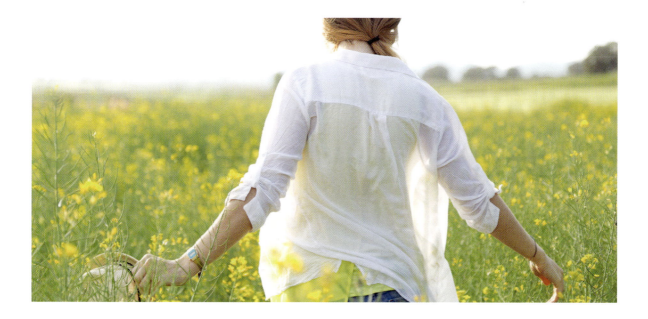

MEAL PREP

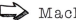 Mach's dir leichter!

Meal Prep liegt voll im Trend! Letztlich verbirgt sich dahinter nichts anderes, als Essen vorzubereiten bzw. vorzukochen. Das funktioniert ganz hervorragend fürs Intervallfasten und macht dir das Leben garantiert leichter.

Clever vorkochen

Beim Meal Prepping kochst du entweder ein komplettes Gericht vor – für den nächsten Tag oder zum Einfrieren. Oder du bereitest vorab einzelne Komponenten eines Gerichts vor, um das Gericht später ruckzuck fertig zu haben. So kannst du die Essensvor- bzw. -zubereitung in aller Ruhe machen, wenn du Zeit dazu hast (z. B. abends oder am Wochenende) und kannst an stressigen Tagen ganz schnell etwas Gesundes auf den Tisch zaubern. Echte Profis kochen gleich für die ganze Woche vor. Wem das zu stressig ist, plant nur für 2 Tage – auch das ist schon unheimlich hilfreich!

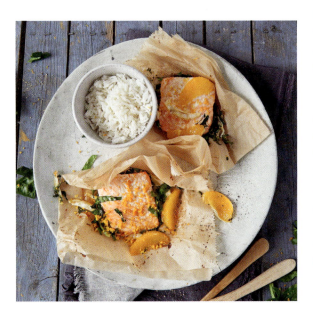

Damit es mit dem Meal Prepping problemlos klappt, brauchst du einen Plan! Überleg dir, was du in den nächsten Tagen kochen möchtest – das solltest du für deinen Fastenplan sowieso tun – und schreib auf, was du dafür schon vorbereiten kannst und welche Schritte du zusammenlegen kannst. Planst du beispielsweise Gemüsenudeln mit Sauce und einen Auflauf mit derselben Sauce als Basis für die gleiche Woche ein, kochst du einfach gleich eine große Portion Sauce – das spart Zeit und doppelte Arbeit!

Echte Meal-Prep-Multitalente

Unter den Lebensmitteln gibt es ein paar echte Meal-Prep-Multitalente, die in vielen Gerichten Verwendung finden. Dazu gehören beispielsweise Blumenkohlreis, Reis, Kartoffeln und Tomatensauce. Es lohnt sich also, diese direkt in größerer Menge auf Vorrat zuzubereiten.

Blumenkohlreis wird z. B. beim gefüllten Hühnchen (S. 101) verwendet. Du kannst ihn aber auch als Low-Carb-Beilage für das Schweinefilet mit Spargel (S. 30) oder für Reste vom Ratatouille (S. 74) verwenden.

Um gekochten Blumenkohlreis aufzufrischen, gibst du ihn am einfachsten mit in die Sauce des neuen Gerichts und lässt ihn ein paar Minuten darin ziehen. Ohne Sauce geht es natürlich auch sehr fix in der Mikrowelle oder aufgebraten aus der Pfanne. Wenn du Blumenkohlreis einfrierst, dann am besten

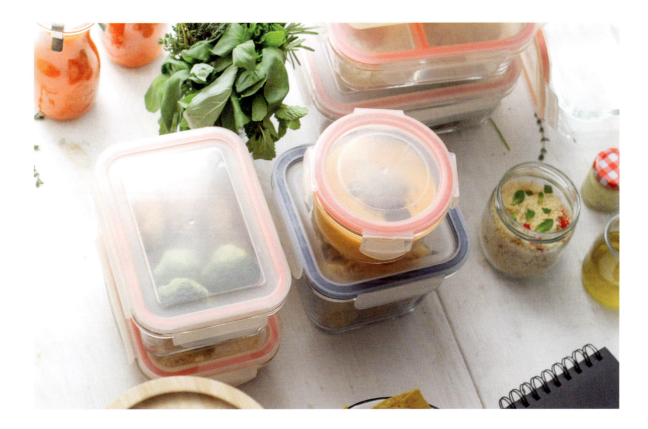

als Platte in einem Gefrierbeutel, wie z. B. auch frisches Hackfleisch. Dann kannst du den gefrorenen Blumenkohlreis auch im Wasserbad erwärmen.

Auch gegarten **Reis** kannst du für viele Gerichte gebrauchen, z. B. für den Lachs im Päckchen (S. 106) oder das Ratatouille mit Kalbsschnitzel (S. 74).

Um Reis zu erwärmen, füllst du ihn am besten in einen Gefrierbeutel und legst ihn für ein paar Minuten in einen Topf mit kochendem Wasser.

Gekochte **Kartoffeln** sind auch praktisch: Sie passen zu den Königsberger Klopsen (S. 76) oder du kannst daraus den Kartoffelstampf zur Lachsforelle mit Zucchinigemüse (S. 84) machen.

Hilfreich ist auch ein Vorrat an **Tomatensauce** – sie findet z. B. bei der Mini-Pizza mit Brokkoli-Boden (S. 26), Ratatouille-Torte (S. 32) oder als Basis für die Sauce bei den Hackbällchen mit Zoodles (S. 78) Verwendung.

Schau dir die Rezepte einfach mal mit „Meal-Prep-Augen" an. Sicherlich findest du noch das ein oder andere, was du vorbreiten kannst und was es dir noch leichter macht!

Küchentipp

Gekochte Kartoffeln sind im Kühlschrank bis zu 3 Tage haltbar, gekochter (Blumenkohl-)Reis maximal 2 Tage.

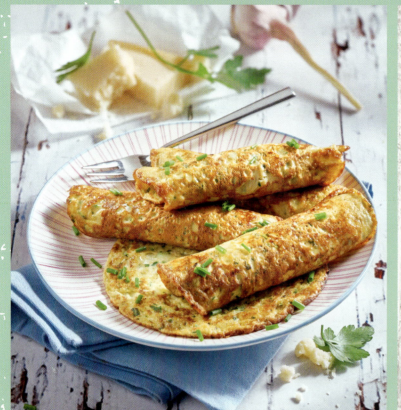
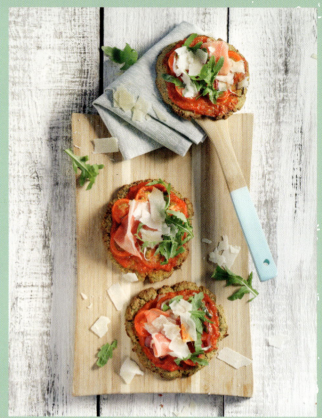
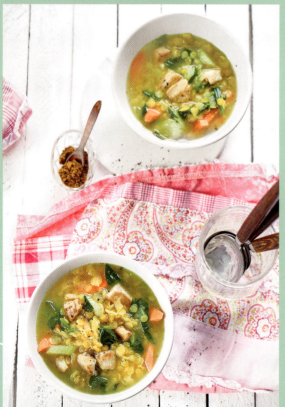
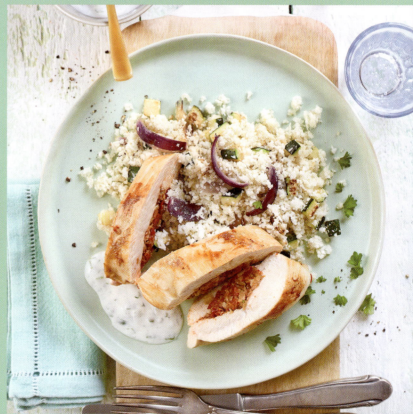

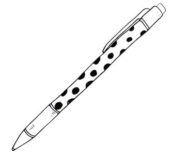

Leckeres zum
FASTEN & SCHLEMMEN

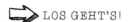
schlank & gesund

Ob bunte Smoothie Bowls, leckere Frittata mit Paprika und Pilzen, Lachsforelle mit Zucchinigemüse oder gefülltes Hühnchen mit Gemüsereis – hier findest du viele köstliche Rezepte für dein Intervallfasten-Programm! Sie haben nicht viele Kalorien im Gepäck und machen richtig schön satt!

⇨ LOS GEHT'S!

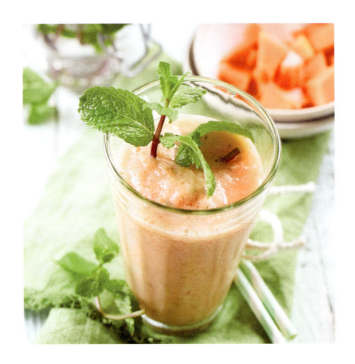

BUTTERMILCH-DRINK
mit Papaya

Zubereitungszeit: ca. 10 Minuten
Pro Portion ca. 59 kcal, 3 g E, 1 g F, 10 g KH

Zutaten

Für 2 Portionen
2 Zweige Minze
200 g Papaya
150 g Buttermilch
150 g Eiswürfel

1. Die Minzezweige waschen, trocken schütteln und die Blättchen von den Stielen zupfen. Die Papaya halbieren, die Kerne mit einem Löffel entfernen, das Fruchtfleisch von der Schale schneiden und grob würfeln.

2. Alle Zutaten in einen Standmixer füllen und ca. 20 Sekunden fein pürieren. Den Buttermilch-Drink auf zwei Gläser verteilen und sofort genießen.

Meal Prep

Papaya ist eine tolle Frucht zum Abnehmen, denn sie enthält nur 35 kcal pro 100 g. Da die Früchte sehr groß sind, bewahre die restliche Papaya im Kühlschrank auf. Sie hält sich dort bis zu 1 Woche. Du kannst sie dann z. B. für die Papaya-Goji-Smoothie-Bowl (S. 16) oder auch für eine schlankere Version des Porridge von S. 48 verwenden.

SPINAT-AVOCADO-SMOOTHIE
mit Kiwi

⏱ Zubereitungszeit: ca. 15 Minuten
🏷 Pro Portion ca. 129 kcal, 2 g E, 3 g F, 21 g KH

Zutaten

Für 2 Portionen
80 g Babyspinat
2 Kiwi
1/4 Avocado
200 ml Birnensaft
ohne Zuckerzusatz
200 ml stilles Mineralwasser

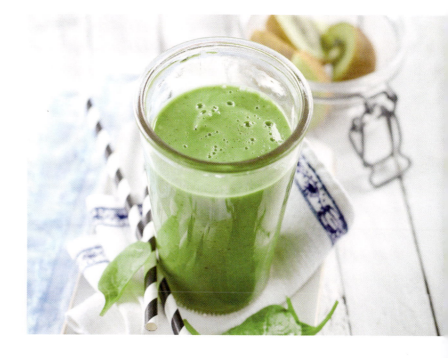

1. Den Spinat waschen und verlesen. Die Kiwis schälen und in grobe Stücke schneiden. Das Fruchtfleisch der Avocado mit einem Löffel aus der Schale lösen. Alles zusammen mit dem Birnensaft und dem Mineralwasser in einen Standmixer geben und ca. 20 Sekunden pürieren.

2. Den Smoothie auf zwei Gläser verteilen und sofort genießen.

PAPAYA-GOJI-SMOOTHIE-BOWL

Zubereitungszeit: ca. 20 Minuten (plus Kühlzeit)
Pro Portion ca. 74 kcal, 10 g E, 13 g F, 37 g KH

Zutaten

Für 2 Portionen
40 g Gojibeeren
2 El geschrotete Leinsamen
500 g Papaya (nach Belieben mit Kernen)
1 Orange
2 Tl Hanfproteinpulver, nach Belieben

Für das Topping
1/4 Papaya
4 El Cashewkerne
2 El Gojibeeren

1. Die Gojibeeren und die Leinsamen in eine Schüssel geben und mit reichlich Wasser bedeckt im Kühlschrank über Nacht einweichen. Alles abgießen und 100 ml Einweichwasser dabei auffangen und beiseitestellen.

2. Die Papaya schälen, halbieren, grob zerkleinern und mit den Kernen in einen Mixer geben. Die Orange schälen, ebenfalls grob zerkleinern und mit den Gojibeeren, den Leinsamen und dem Einweichwasser dazugeben. Alles zu einer dickflüssigen Masse pürieren. Nach Belieben das Hanfproteinpulver zugeben und nochmals mixen. Auf zwei Schalen verteilen.

3. Für das Topping die Papaya schälen, von den Kernen befreien und quer in dünne Scheiben schneiden. Die Cashewkerne grob hacken. Die Papayascheiben mittig zu einem Ring auf dem Smoothie anordnen. Die Gojibeeren darüberstreuen und die Cashewkerne außen rundherum verteilen. Sofort servieren.

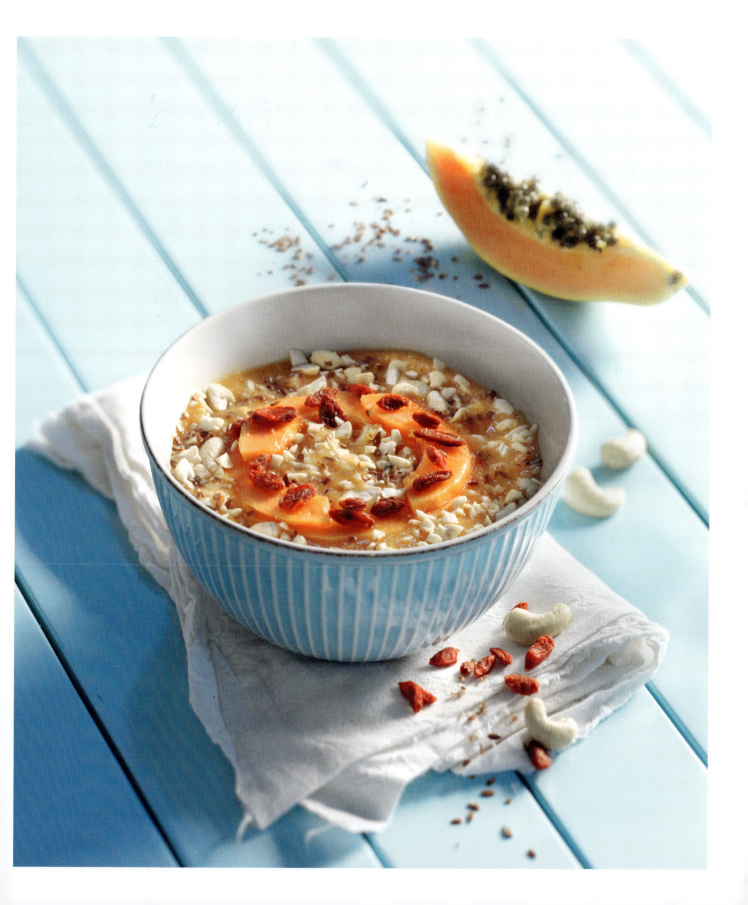

OBSTSALAT
mit Mandeln und Kokos

⏱ Zubereitungszeit: ca. 30 Minuten
📋 Pro Portion ca. 120 kcal, 6 g E, 15 g F, 42 g KH

Zutaten

Für 4 Portionen

2 Birnen
2 Äpfel
2 Nektarinen
500 g Erdbeeren
5 El gehackte Mandeln
8 getrocknete Aprikosen
einige Blätter Zitronenmelisse oder Minze
4 El Kokosflocken
1 Orange
2 Tl Leinöl

1. Birnen, Äpfel, Nektarinen und 300 g von den Erdbeeren waschen, putzen und in Würfel schneiden. Die Mandeln in einer Pfanne ohne Fett rösten, bis sie anfangen, aromatisch zu duften. Aus der Pfanne nehmen und beiseitestellen.

2. Die Aprikosen klein schneiden. Die Zitronenmelisse- oder Minzblätter waschen, trocken schütteln und in Streifen schneiden. Alles zusammen mit den Kokosflocken in eine Schüssel geben und vermengen.

3. Für die Sauce die Orange auspressen. Die restlichen Erdbeeren waschen und putzen. Mit dem Orangensaft in einen hohen Rührbecher geben und mit einem Pürierstab glatt pürieren. Die Sauce durch ein Sieb streichen, mit dem Leinöl vermischen und über den Obstsalat geben.

Fastentage – Frühstück

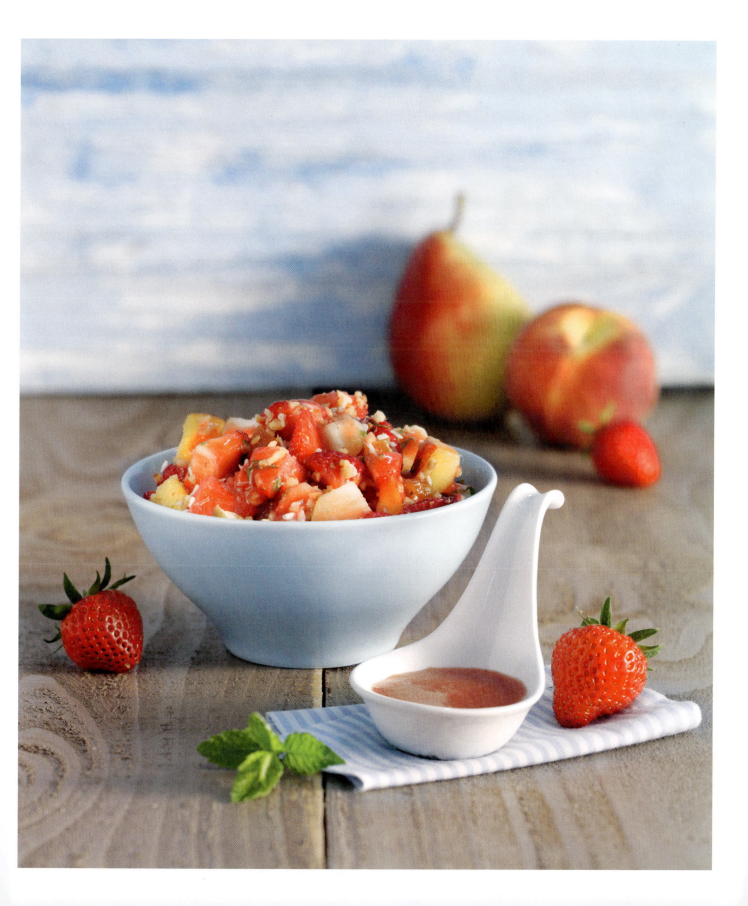

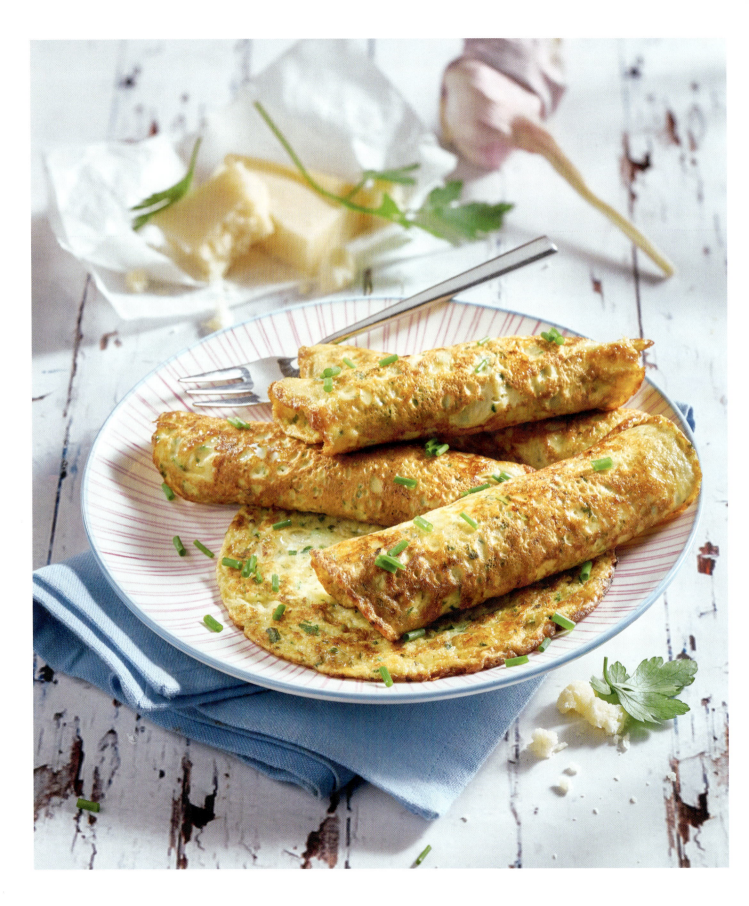

Herzhaftes
ZUCCHINI-OMELETTE

Zubereitungszeit: ca. 40 Minuten
Pro Stück ca. 131 kcal, 9 g E, 10 g F, 2 g KH

Zutaten

Für 12 Stück

80 g Parmesan
1 Bund Schnittlauch
1/2 Bund glatte Petersilie
2 Zucchini
2 Schalotten
2 Knoblauchzehen
1 El Olivenöl
10 Eier (Größe L)
Salz
Pfeffer

Außerdem
Rapsöl zum Ausbacken

1. Den Parmesan fein in eine große Schüssel reiben. Schnittlauch waschen, trocken schütteln und in kleine Röllchen schneiden. Petersilie waschen, trocken schütteln und die Blättchen hacken. Zucchini putzen, waschen, trocken reiben, raspeln und mit Schnittlauch und Petersilie zum Parmesan geben. Schalotten und Knoblauch schälen und fein hacken.

2. Das Olivenöl in einer Pfanne erhitzen. Schalotten und Knoblauch darin etwa 2 Minuten andünsten, dann ebenfalls zum Parmesan geben.

3. Die Eier in die Schüssel zugeben, alles mit Salz und Pfeffer würzen und gut miteinander verquirlen.

4. 1 Teelöffel Rapsöl in einer Pfanne (24 cm Ø) erhitzen und aus dem Teig nacheinander bei mittlerer Hitze 12 goldgelbe Omeletts ausbacken. Bei Bedarf weiteres Rapsöl zugeben.

Meal Prep

Die Omeletts schmecken auch sehr gut kalt. Du kannst dir übrig gebliebene Omeletts für den 2. Fastentag in deiner Woche z. B. als Mittag- oder Abendessen im Kühlschrank aufbewahren.

Fastentage – Frühstück

Cremige
BLUMENKOHL-CURRY-SUPPE

Zubereitungszeit: 20 Minuten (plus Garzeit)
Pro Portion ca. 99 kcal, 3 g E, 8 g F, 5 g KH

Zutaten

Für 4 Portionen

300 g Blumenkohl
1 mittelgroße Zwiebel
2 Knoblauchzehen
2 El mildes Öl oder Butter
2 Msp. gemahlener Kreuzkümmel
3 Msp. gemahlener Kurkuma
2 Msp. gemahlener Koriander
2 Msp. gemahlener Kardamom
500 ml Gemüsebrühe
200 ml Kokosmilch
1 El Essig
Salz
Pfeffer
20 rosa Pfefferbeeren

1. Blumenkohl waschen, putzen und in Röschen teilen. Zwiebel und Knoblauchzehen schälen und hacken.

2. Das Öl in einem hohen Topf erhitzen. Zwiebeln ca. 5 Minuten darin andünsten, dann den Knoblauch und den Blumenkohl hinzugeben. Die Gewürze darüberstäuben und alles weitere 3 Minuten andünsten.

3. Gemüsebrühe und Kokosmilch hinzufügen. Die Suppe aufkochen und abgedeckt ca. 20 Minuten köcheln lassen. Den Topf vom Herd ziehen und alles fein pürieren. Essig hinzugeben und die Suppe mit Salz und Pfeffer abschmecken. Die Pfefferbeeren mit einem flachen Messer zerdrücken.

4. Die Suppe nach Bedarf nochmals erhitzen. In Tellern oder Schalen anrichten und mit Pfefferbeeren bestreut servieren.

Meal Prep

Mach doch gleich mehr davon! Die Suppe lässt sich super portionsweise einfrieren. So hast du schnell ein leichtes Mittagessen zum Mitnehmen oder auch ein schnelles Abendessen für einen Fastentag zur Hand.

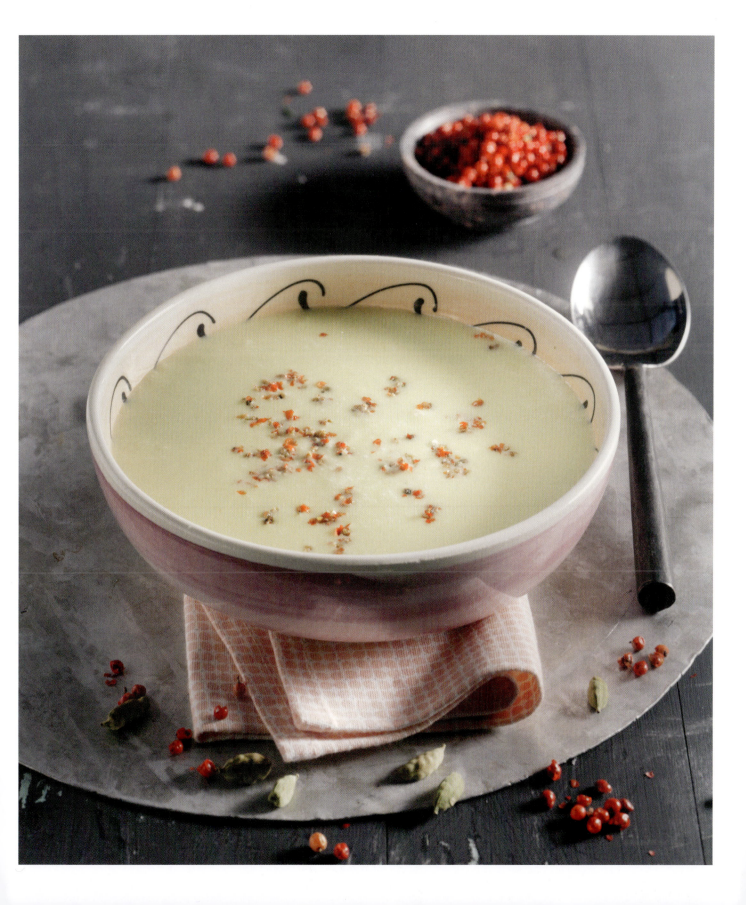

PILZSUPPE
mit Kürbiskernen

Zubereitungszeit: ca. 30 Minuten
Pro Portion ca. 189 kcal, 13 g E, 12 g F, 6 g KH

Zutaten

Für 4 Portionen
60 g Kürbiskerne
2 Tl Gemüsebrühepulver
4 Zweige Thymian
500 g Kräuterseitlinge
400 g Champignons
1 große Zwiebel
1 Tl Olivenöl
2 El Weißwein
140 g Sauerrahm
Salz
Pfeffer

1. Die Kürbiskerne ohne Fettzugabe in einer Pfanne anrösten, anschließend auf einem Teller abkühlen lassen.

2. Das Gemüsebrühepulver in 1 Liter kochendem Wasser auflösen. Den Thymian waschen, trocken schütteln und die Blättchen von den Stielen zupfen. Die Pilze putzen und klein schneiden. Die Zwiebel schälen und würfeln.

3. Das Olivenöl in einem Topf erhitzen und die Zwiebeln und die Pilze darin anbraten. Den Thymian zugeben, alles mit Weißwein ablöschen, dann mit der Gemüsebrühe aufgießen. Die Suppe ca. 5 Minuten köcheln lassen. Dann den Sauerrahm unterrühren und die Suppe fein pürieren. Mit Salz und Pfeffer abschmecken und mit den Kürbiskernen bestreut servieren.

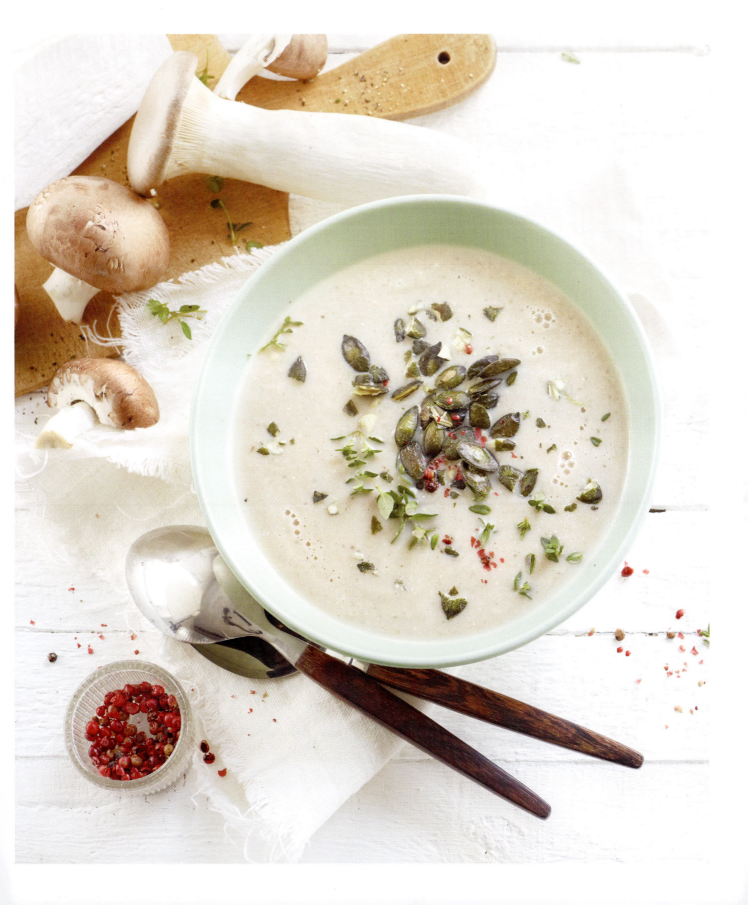

MINI-PIZZA
mit Brokkoliboden

Zubereitungszeit: ca. 25 Minuten (plus Gar- und Backzeit)
Pro Stück ca. 203 kcal, 15 g E, 9 g F, 14 g KH

Zutaten

Für 4 Stück

Für den Belag

1 Schalotte
1 Knoblauchzehe
1 Dose stückige Tomaten (400 g)
1 Tl getrockneter Oregano
Salz
Pfeffer
200 g Cocktailtomaten
20 g Rucola
1 Schalotte oder 1 kleine rote Zwiebel
25 g Parmesan
4 Scheiben Parmaschinken

Für den Pizza-Boden

250 g Brokkoli, Blumenkohl oder Romanesco
35 g Parmesan
50 g Vollkornmehl, Leinmehl oder Lupinenmehl
1 Tl gemahlene Flohsamenschalen
2 Eier (Größe L)
1/4 Tl Salz

1. Für den Belag Schalotte und Knoblauch schälen und sehr fein hacken. Zusammen mit den stückigen Tomaten, Oregano, etwas Salz und Pfeffer in einen Topf geben. Aufkochen und offen etwa 10 Minuten köcheln lassen. Dann vom Herd ziehen.

2. Den Backofen auf 200 °C vorheizen, ein Backblech mit Backpapier belegen. Für den Pizzaboden den Kohl waschen, trocknen und putzen. Anschließend sehr fein (auf Couscous-Größe) hacken. Falls du einen Blitzhacker hast: Portionsweise hineingeben und zerkleinern. Dann in eine Schüssel umfüllen.

3. Den Parmesan fein reiben. Mit Flohsamenschalen, Eiern und Salz zum Kohl geben und alles gut vermengen oder mit dem Zauberstab kurz pürieren. Aus der Masse 4 Teighäufchen auf dem Backblech verteilen. Mit den Händen oder einem Spatel zu 0,5–1 cm dicken Kreisen formen. Auf der zweiten Schiene von unten etwa 10 Minuten vorbacken.

4. In der Zwischenzeit Cocktailtomaten und Rucola waschen, trocknen und putzen. Tomaten in Scheiben schneiden. Die Schalotte (oder Zwiebel) schälen und in feine Ringe schneiden.

5. Nach dem Vorbacken die Pizza dünn mit etwas Tomatensauce bestreichen, mit Tomatenscheiben und Schalotten- oder Zwiebelringen belegen. Für weitere 15–20 Minuten backen. Die Tomaten sollten weich sein und der Pizza-Boden nur leicht Farbe angenommen haben. Die fertigen Pizzen mit je 1 Scheibe Schinken, Rucola und Parmesan belegen.

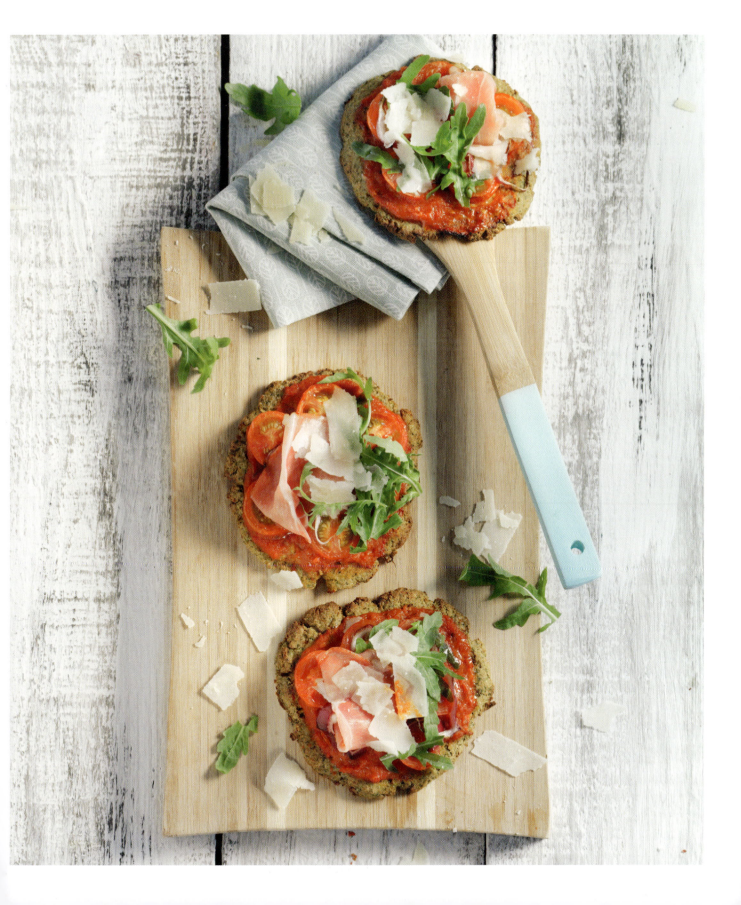

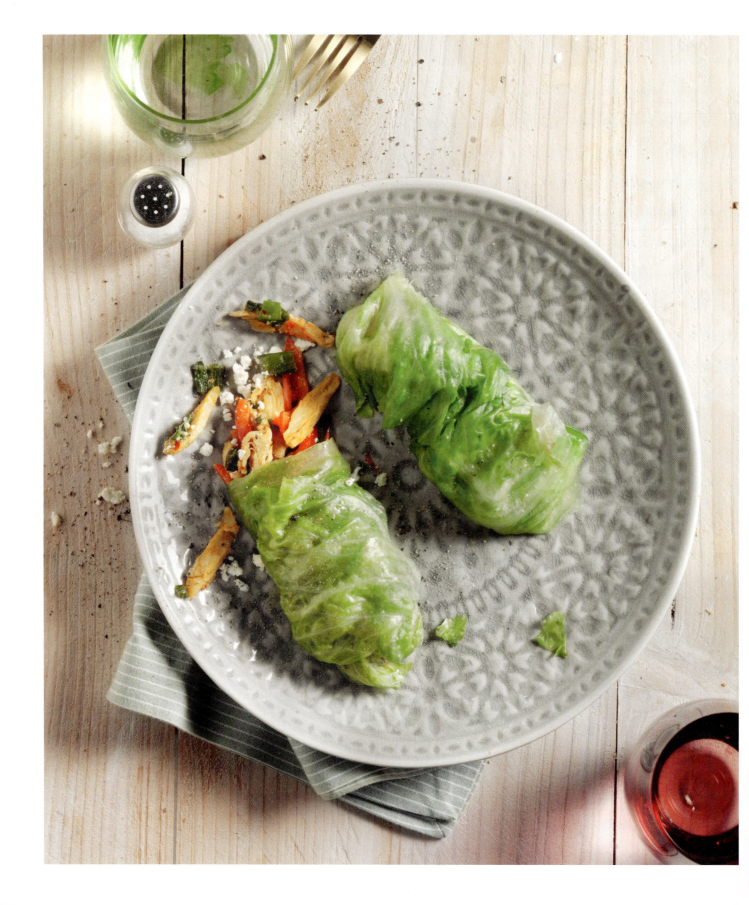

BALKAN WRAPS
mit Ajvar und Feta

⏱ Zubereitungszeit: ca. 25 Minuten
🗒 Pro Portion (2 Salat-Wraps) ca. 220 kcal, 18 g E, 12 g F, 12 g KH

Zutaten

Für 4 Portionen
100 g feine Sojaschnetzel
1 rote Paprikaschote (180 g)
8 große Blätter Kopfsalat
1 Frühlingszwiebel
1 El Rapsöl
5 Tl Ajvar
1/2 Tl Salz
150 g Feta

1. Die Sojaschnetzel in eine Schale geben, mit kochendem Wasser bedecken und 15 Minuten quellen lassen, anschließend ausdrücken. Paprika waschen, halbieren, entkernen und in feine Streifen schneiden. Den Kopfsalat vorsichtig waschen und trocken schütteln oder tupfen. Frühlingszwiebel waschen, putzen und in feine Ringe schneiden.

2. Öl in einer beschichteten Pfanne erhitzen. Die Sojaschnetzel darin bei hoher Hitze 5 Minuten unter gelegentlichem Wenden ringsum anbraten. Die Frühlingszwiebel dazugeben und 1 weitere Minute braten, dann Ajvar und Salz untermengen und gründlich untermischen.

3. Auf die Salatblätter gleichmäßig Paprikastreifen und Sojaschnetzel-Masse verteilen (die Ränder dabei freilassen). Den Feta in kleinen Stückchen darüberbröseln. Die Seitenränder der Salatblätter über die Masse schlagen, dann vom unteren Ende her aufrollen.

SCHWEINEFILET
mit Spargel und Quinoa

Zubereitungszeit: ca. 20 Minuten (plus Garzeit)
Pro Portion ca. 288 kcal, 40 g E, 21 g F, 15 g KH

Zutaten

Für 4 Portionen

600 g grüner Spargel
600 g Schweinefilet
2 weiße Zwiebeln
Salz
Pfeffer
100 g rote Quinoa
1 l Gemüsebrühe

1. Den Spargel waschen, im unteren Drittel schälen und die harten Enden abschneiden. Das Schweinefilet unter fließendem kaltem Wasser abspülen, trocken tupfen, in 8 gleich große Stücke schneiden und diese salzen und pfeffern. Die Zwiebel schälen und in Ringe schneiden.

2. Einen länglichen Topf mit Dämpfeinsatz etwa 2 Finger hoch mit leicht gesalzenem Wasser füllen. Spargel, Schweinemedaillons und Zwiebelringe im Dämpfeinsatz verteilen und alles etwa 12 Minuten mit geschlossenem Deckel gar dünsten.

3. In der Zwischenzeit Quinoa in ein Sieb geben, mit heißem Wasser gründlich abspülen und anschließend in der kochenden Gemüsebrühe etwa 10 Minuten garen. In ein Sieb abgießen, auf Teller verteilen und mit Schweinemedaillons, Zwiebelringen und grünem Spargel servieren.

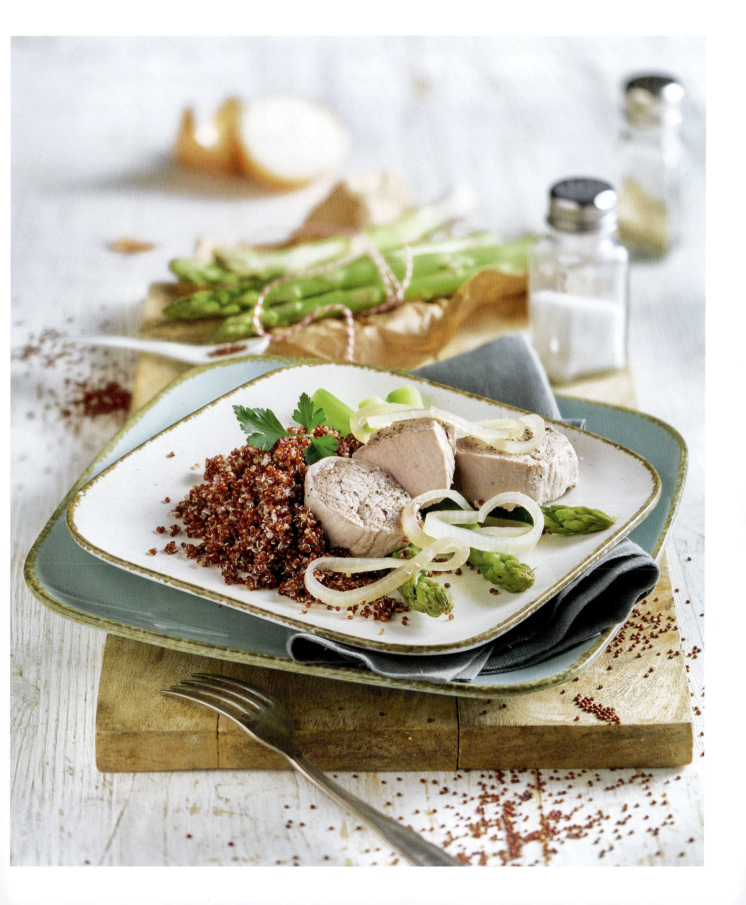

RATATOUILLE-TORTE

Zubereitungszeit: ca. 40 Minuten (plus Zeit zum Gehen und Backzeit)
Pro Stück ca. 88 kcal, 2 g E, 4 g F, 11 g KH

Zutaten

**Für 12 Stücke
(Tarteform Ø 26 cm)**

Für den Teig
125 g Mehl (Type 405)
10 g frische Hefe
60 ml Milch
20 g weiche Butter
1 1/2 Tl Zucker
1/2 Tl Salz

Für den Belag
80 g Zucchini
120 g Aubergine
120 g rote Paprika
2 Knoblauchzehen
140 g passierte Tomaten
1 Tl getrockneter Thymian
3–4 El Olivenöl
Zucker
Salz
Pfeffer

Außerdem
Olivenöl für die Form
Mehl für die Arbeitsfläche

1. Das Mehl in eine Schüssel geben und die Hefe hineinbröseln. Milch erwärmen. Butter, Zucker und Salz zum Mehl geben und mit der warmen Milch mit dem Handrührgerät zu einem glatten Teig kneten. Am Ende nochmals mit den Händen kurz durchkneten. Die Schüssel leicht ölen und den Teig darin abgedeckt 1 Stunde 30 Minuten an einem warmen Ort gehen lassen.

2. Den Backofen auf 180 °C vorheizen. Eine Tarteform leicht ölen. Den Teig nochmal kurz durchkneten und auf einer leicht bemehlten Arbeitsfläche auf Größe der Form ausrollen. Die Form damit auslegen und dabei einen Rand hochziehen.

3. Das Gemüse waschen. Zucchini in Scheiben schneiden. Aubergine vierteln und ebenfalls in Scheiben schneiden. Paprika vierteln, entkernen und in feine Streifen schneiden. Knoblauchzehen schälen und in die passierten Tomaten pressen und mit Salz, Pfeffer, Zucker und Thymian würzen. Den Teigboden mit einer Gabel mehrmals einstechen und mit der Tomatensauce bestreichen.

4. Zuerst am äußeren Rand die Auberginenscheiben fächerförmig auslegen. Dann, bündig an die Auberginen, einen Ring aus gefächerten Zucchinischeiben legen. Zum Schluss die Paprikastreifen mittig zu einer Art Rose aufschichten. Das Gemüse mit 2 Esslöffel Olivenöl bestreichen und kräftig mit Salz und Pfeffer würzen.

5. Die Torte im heißen Ofen ca. 35 Minuten backen. Nach 15 Minuten nochmals mit Olivenöl bestreichen. Warm servieren oder auf einem Rost abkühlen lassen.

Fastentage – Abend

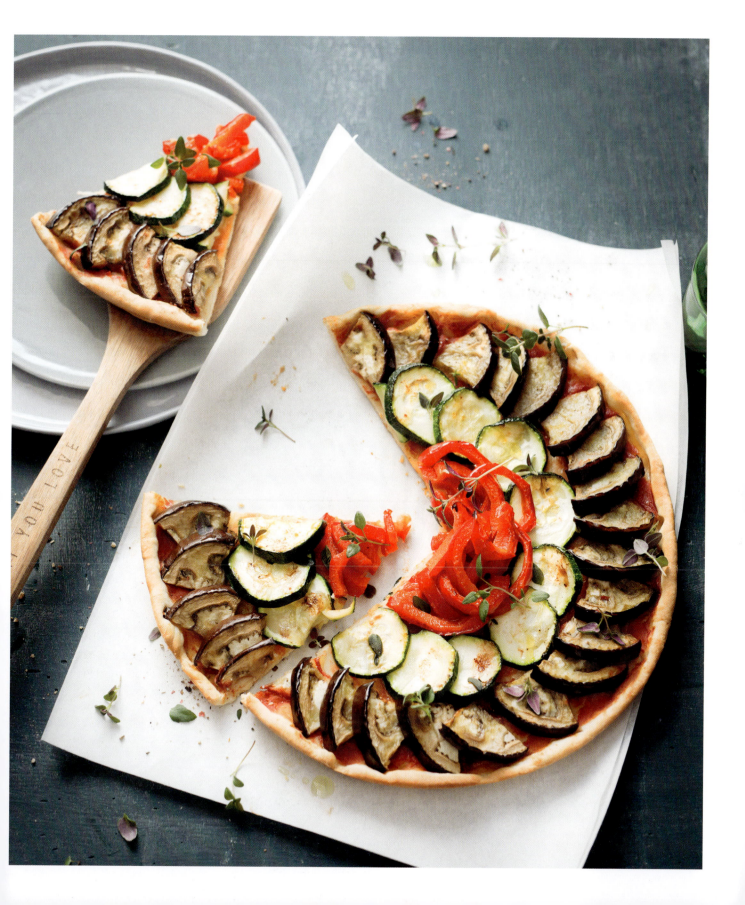

SCHAFSKÄSE-PFANNE

Zubereitungszeit: ca. 10 Minuten (plus Backzeit)
Pro Portion ca. 125 kcal, 13 g E, 7 g F, 8 g KH

Zutaten

Für 4 Portionen
4 große Tomaten
200 g Schafskäse
1 Handvoll schwarze Oliven
6 El Olivenöl
2 El gehacktes Basilikum
Salz
Pfeffer
Paprikapulver

1. Die Tomaten waschen, halbieren, die Stielansätze entfernen und die Tomaten in Scheiben schneiden. Schafskäse und Oliven ebenfalls in Scheiben schneiden. Zwei Grillpfännchen mit etwas Olivenöl bestreichen.

2. Tomaten und Käse dachziegelartig hineinlegen, mit Oliven, Basilikum, Salz, Pfeffer und Paprika bestreuen und mit Olivenöl beträufeln. Die Grillpfännchen 10–15 Minuten auf den heißen Grill legen.

Tipp

Sie können dieses Gericht auch in einer Auflaufform im Backofen garen. Dafür die Form ebenfalls etwas einfetten, Gemüse und Käse wie oben beschrieben schichten und etwa 15–20 Minuten im auf 200 °C vorgeheizten Backofen garen.

Fastentage - Abend

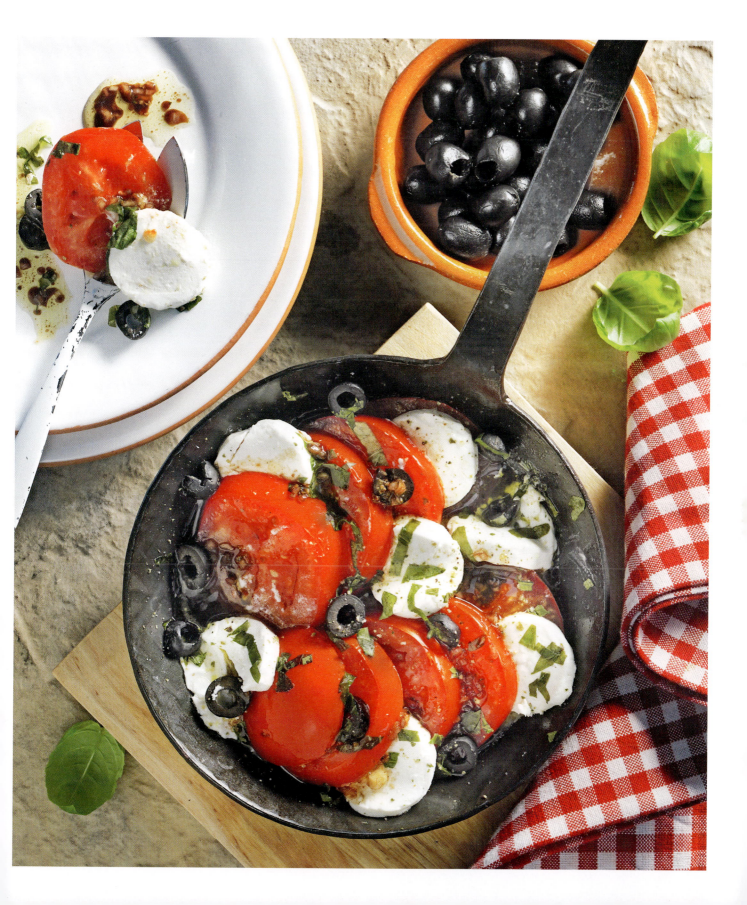

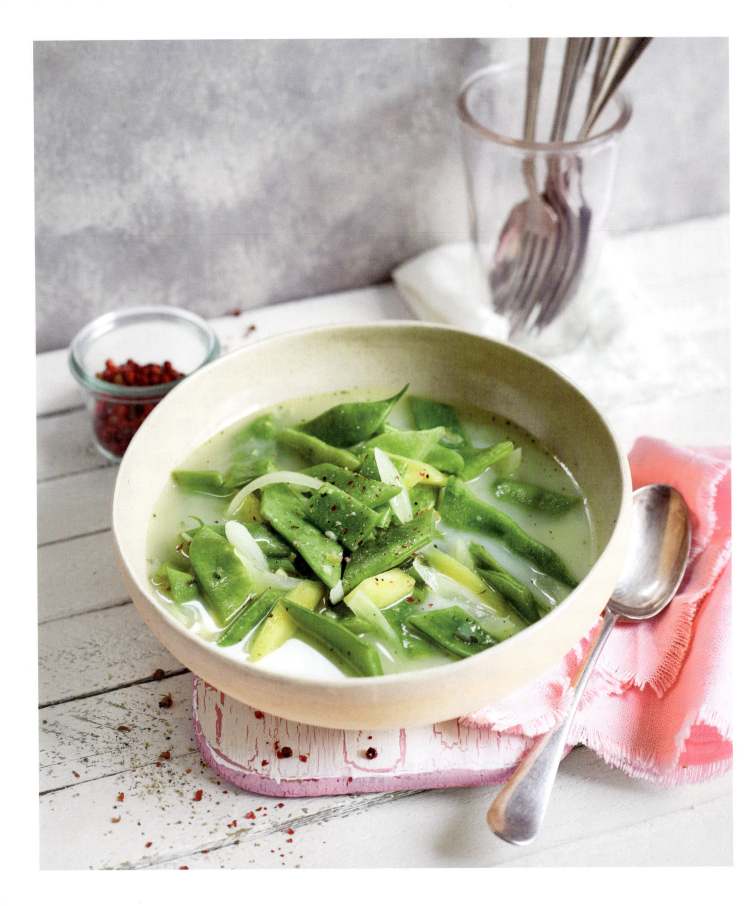

BOHNENSUPPE
mit Buttermilch

Zubereitungszeit: ca. 20 Minuten (plus Garzeit)
Pro Portion ca. 85 kcal, 5 g E, 2 g F, 11 g KH

Zutaten

Für 4 Portionen
1 große Zwiebel
150 g gelbe Möhren
600 g grüne Stangenbohnen
1/2 Tl Olivenöl
2 Tl Gemüsebrühepulver
3 Zweige Bohnenkraut
200 ml Buttermilch
Salz

1. Die Zwiebel schälen, halbieren und in Ringe schneiden. Die Möhren schälen und in Streifen schneiden. Die Bohnen gründlich waschen, putzen und in mundgerechte Stücke schneiden.

2. In einem großen Topf das Olivenöl erhitzen, die Zwiebeln darin anschwitzen und mit 700 ml Wasser ablöschen. Das Gemüsebrühepulver einrühren, die Bohnen und die Möhren hinzufügen und alles 20–30 Minuten köcheln lassen.

3. Das Bohnenkraut waschen, trocknen, klein hacken und nach 10 Minuten Kochzeit zusammen mit der Buttermilch unter die Suppe rühren. Die Suppe mit Salz abschmecken und fertig garen.

Tipp

Bohnen enthalten praktisch kein Fett! Zudem punkten sie mit reichlich Eiweiß und Ballaststoffen.

TOMATENSUPPE
mit Mandarinen

⏱ Zubereitungszeit: ca. 35 Minuten
📋 Pro Portion ca. 120 kcal, 5 g E, 2 g F, 19 g KH

Zutaten

Für 4 Portionen
1 große Zwiebel
2 Knoblauchzehen
1 Tl Olivenöl
1,4 kg Tomaten
1 rote Chilischote
4 Mandarinen
1/4 Tl Zimt
Salz
Pfeffer
1 Bund Basilikum

1. Zwiebel und Knoblauch schälen und klein würfeln. Olivenöl in einem Topf erhitzen und Zwiebel und Knoblauch darin bei kleiner Hitze ca. 10 Minuten anschwitzen, ohne dass die Zwiebeln Farbe annehmen.

2. Die Tomaten waschen, die grünen Stielansätze entfernen und das Fruchtfleisch in grobe Stücke schneiden, dann mit in den Topf geben.

3. Chili waschen, entkernen und klein hacken. Die Mandarinen schälen und in grobe Stücke schneiden. Beides zusammen mit dem Zimt in den Topf geben. Alles ca. 15 Minuten köcheln lassen, dann in einem Standmixer ca. 20 Sekunden fein pürieren. Mit Salz und Pfeffer abschmecken.

4. Das Basilikum waschen und trocken schütteln. Die Blätter abzupfen und grob zerpflücken. Die Suppe mit Basilikum bestreut servieren.

Meal Prep

Diese Suppe schmeckt auch toll im Sommer, wenn du sie eisgekühlt als Fasten-Lunch genießt. Bereite sie doch schon abends vor und lass' sie über Nacht im Kühlschrank gut durchkühlen.

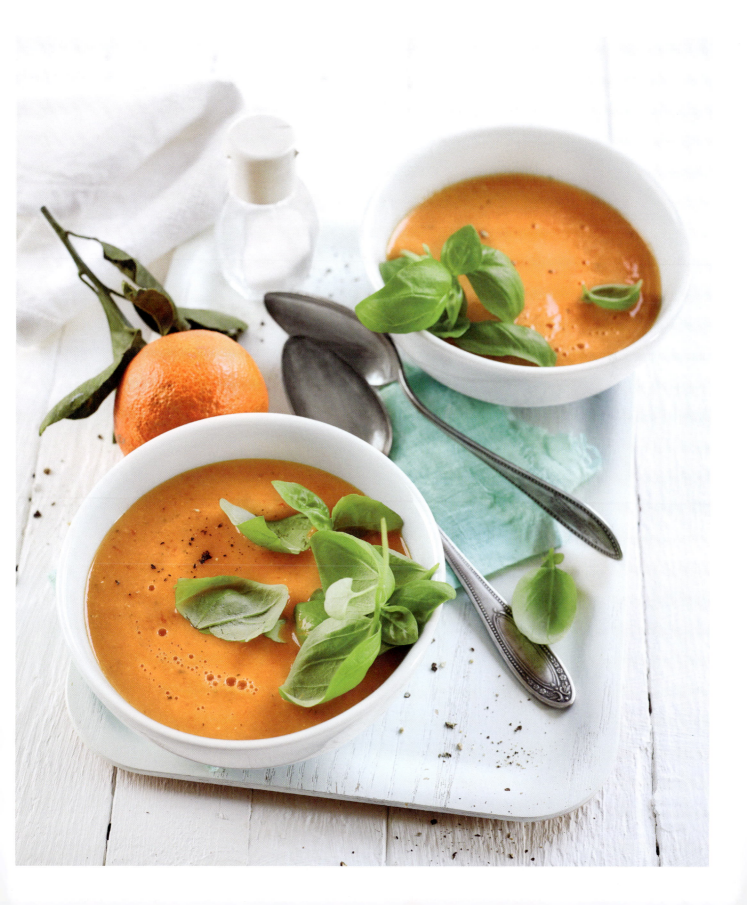

PAPRIKAMUFFINS

mit Schinken

⏱ Zubereitungszeit: ca. 10 Minuten (plus Backzeit)
📋 Pro Stück ca. 124 kcal, 13 g E, 7 g F, 2 g KH

Zutaten

Für 6 Stück

175 g Kochschinken
1 rote Paprikaschote
2 Zwiebeln
6 Eier (Größe M)
Salz
Pfeffer

Außerdem

Kokosöl für das Muffinblech

1. Den Backofen auf 180 °C vorheizen. Ein 6er-Muffinblech einfetten.

2. Den Schinken fein würfeln. Die Paprikaschote waschen, trocken tupfen, längs halbieren, entkernen und die Stielansätze entfernen. Das Fruchtfleisch fein würfeln. Die Zwiebeln schälen und fein würfeln.

3. Die Eier in einer großen Schüssel verquirlen, dann Schinken, Paprika, Zwiebeln, Salz, Pfeffer und 2 Esslöffel Wasser damit verrühren. In die Muffinförmchen verteilen und im vorgeheizten Backofen 18–20 Minuten backen, bis die Muffins in der Mitte gestockt sind. Nach einer erfolgreichen Stäbchenprobe aus dem Backofen nehmen. Noch warm aus dem Blech lösen.

Meal Prep

Die Muffins kannst du an Fastentagen immer genießen, denn sie lassen sich gut vorbereiten. Sie sind auch ein tolles Frühstück, schmecken auch kalt zum Fastenlunch im Büro oder auch abends, wenn es schnell gehen muss. Wenn du sie nicht gleich warm genießt, bewahre sie max. 2 Tage in einer verschlossenen Box im Kühlschrank auf.

Fastentage – Abend

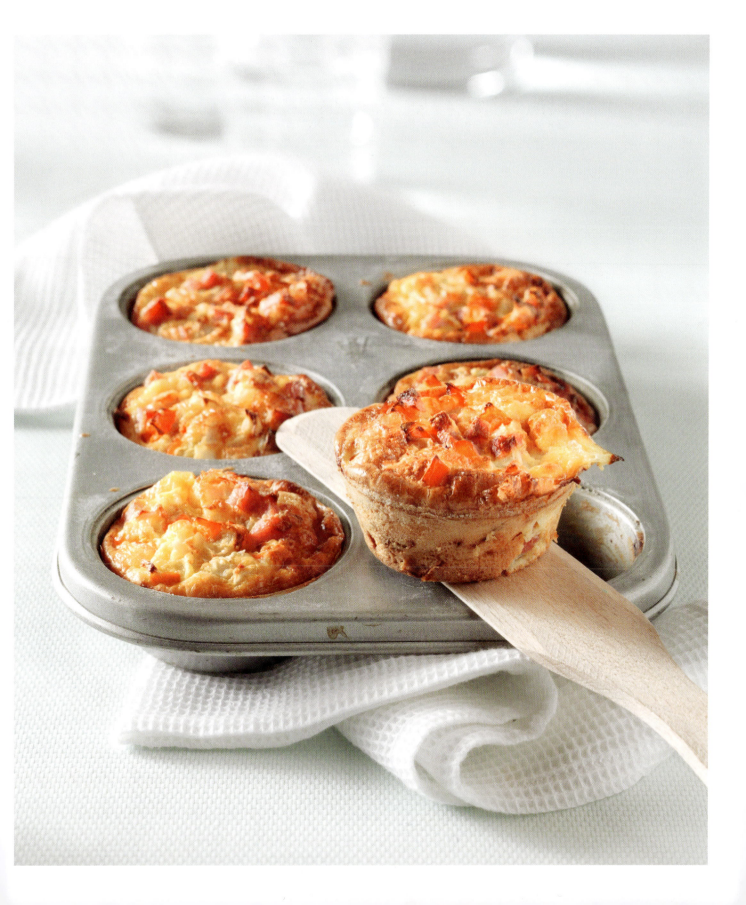

GARTEN-WILDKRÄUTER-SALAT

Zubereitungszeit: ca. 15 Minuten
Pro Portion ca. 138 kcal, 2 g E, 10 g F, 3 g KH

Zutaten

Für 4 Portionen
2 Cocktailtomaten
1 kleine Salatgurke
120 g Rucola
40 g Löwenzahn
20 g Sauerampfer
3 große Bärlauchblätter

Für das Dressing
1 fein gehackte Schalotte
1/2 Tl Dijonsenf
3 El weißer Aceto balsamico
4 El Kürbiskernöl
1 Prise Zucker
Salz
Pfeffer

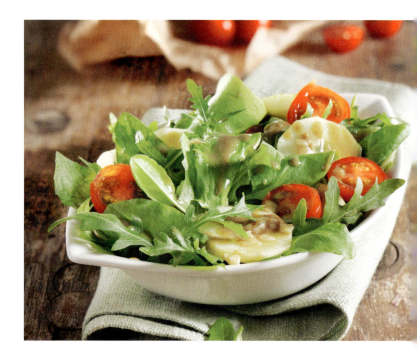

1. Die Cocktailtomaten waschen und vierteln. Die Gurke mit einem Sparschäler in Streifen abschälen und in Scheiben schneiden. Den Salat und die Kräuter putzen bzw. waschen und trocken schütteln. Grob zerzupfen.

2. Die übrigen Zutaten zu einem Dressing verrühren, abschmecken und mit dem Salat mischen.

Tipp

Salat und Kräuter kannst du nach Saison und Belieben austauschen. Sehr gut schmeckt der Salat z. B. auch mit frischen Blattsalaten und gemischten Gartenkräutern (Petersilie, Dill, Kerbel und Basilikum).

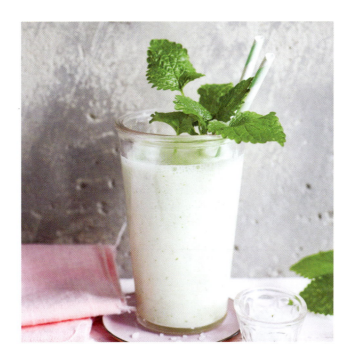

GURKEN-SHAKE

mit Kefir

⏱ Zubereitungszeit: ca. 10 Minuten
⚖ Pro Portion ca. 69 kcal, 6 g E, 1 g F, 9 g KH

Zutaten

Für 2 Portionen
2 Zweige Zitronenmelisse
400 g Salatgurke
250 g Kefir
4 Eiswürfel

1. Die Melissezweige waschen, trocknen und die Blätter von den Stielen zupfen.

2. Die Gurke schälen, längs vierteln und in grobe Stücke schneiden. Zusammen mit dem Kefir, den Eiswürfeln und den Melisseblättern in einen Standmixer füllen und fein pürieren.

3. Den Gurken-Shake auf zwei Gläser verteilen und sofort genießen.

Fastentage – Abend

AMARANTH-PANCAKES
mit Physalis und Mango

Zubereitungszeit: ca. 20 Minuten
Pro Portion ca. 284 kcal, 11 g E, 9 g F, 37 g KH

Zutaten

Für 4 Portionen

200 g Physalis
4 Zweige Minze
300 g Mango
8 g Kokosblütenzucker
60 g Dinkelvollkornmehl
40 g gepuffter Amaranth
1 Tl Backpulver
Salz
2 Eier (Größe M)
200 ml Buttermilch
ca. 4 Tl Rapsöl
20 g Erdnüsse

1. Die Blätter der Physalis entfernen und die Physalis waschen, dann halbieren. Minze waschen, trocken schütteln, die Blättchen abzupfen und in Streifen schneiden. Mango schälen, das Fruchtfleisch vom Kern schneiden und klein würfeln. Mangowürfel mit Physalis und Minze vermischen.

2. Für die Pancakes in einer Schüssel Kokosblütenzucker, Dinkelvollkornmehl, Amaranth, Backpulver und 1 Prise Salz gründlich vermengen. Eier und die Buttermilch dazugeben und alles zu einem geschmeidigen Teig verrühren. Den Teig ca. 5 Minuten quellen lassen.

3. Etwas Rapsöl in einer Pfanne erhitzen. Je Pancake 1 kleine Kelle voll Teig hineingeben und von beiden Seiten bei mittlerer Hitze goldbraun braten. Auf diese Weise 12 Pancakes backen.

4. Die Erdnüsse grob hacken. Die Pancakes mit dem Obst und mit Erdnüssen bestreut servieren.

Meal Prep

Ohne Obst kannst du die Pancakes auch gut 3–4 Tage im Kühlschrank aufbewahren. Genieße sie als gesunden Snack oder auch als Lunch zum Mitnehmen mit Quark, frischem Obstsalat oder Apfelmus.

Fastenfrei – Frühstück

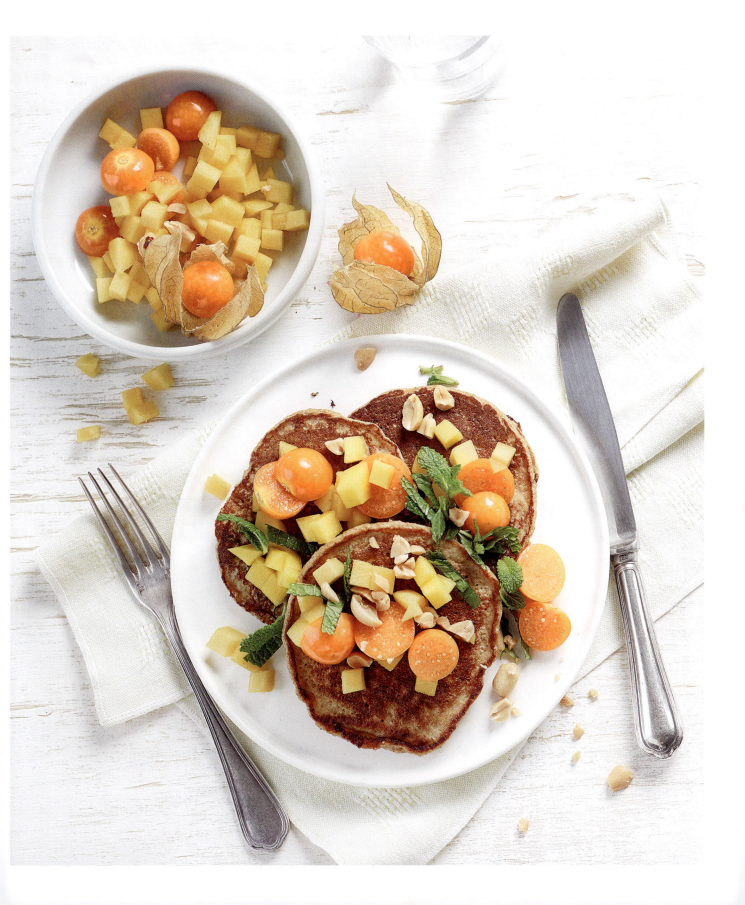

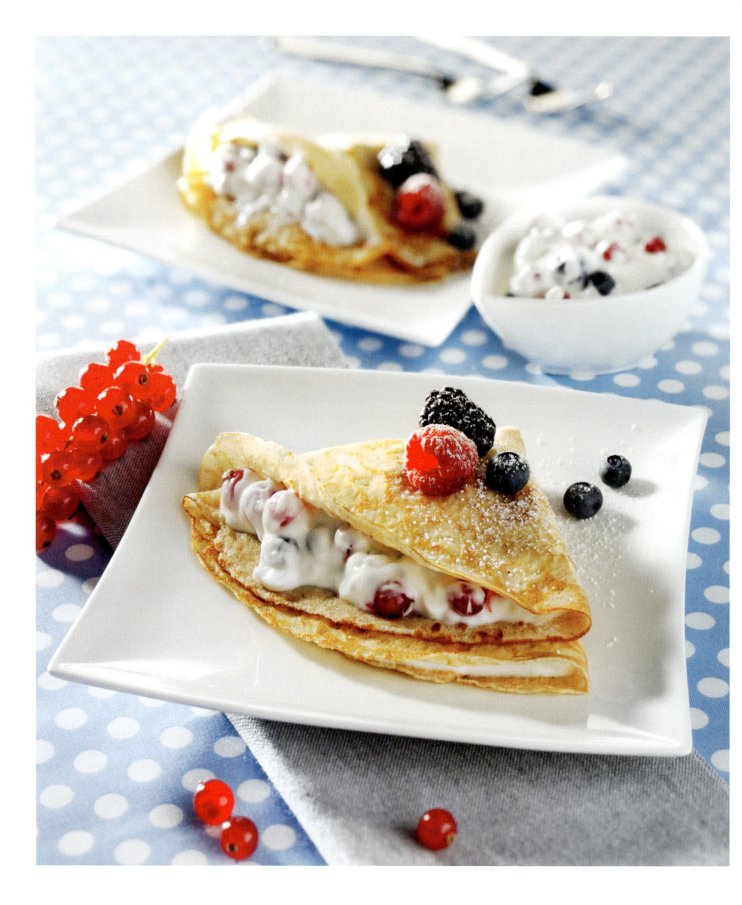

BUCHWEIZENCRÊPES
mit Beerenquark

Zubereitungszeit: ca. 50 Minuten
Pro Portion ca. 303 kcal, 25 g E, 7 g F, 41 g KH

Zutaten

Für 4 Portionen

Für die Crêpes
100 g Weizenmehl (Type 405)
50 g Buchweizenmehl
250 ml Buttermilch
50 ml Mineralwasser
2 Eier (Größe M)
2 El Zucker
1/2 P. Vanillezucker
1 Prise Salz

Für den Beerenquark
200 g gemischte frische oder TK-Beeren
400 g Quark (40 %)
1 P. Vanillezucker
1 El Zucker

Außerdem
Speiseöl zum Backen
Puderzucker zum Bestäuben

1. Für den Teig beide Mehlsorten in eine Rührschüssel sieben. Buttermilch und Mineralwasser zugeben und aus den Zutaten einen geschmeidigen Teig anrühren. Darauf achten, dass keine Klümpchen entstehen.

2. Die Eier nach und nach unterrühren. Zum Schluss Zucker, Vanillezucker und Salz unter den Teig arbeiten. Den Teig 30 Minuten ruhen lassen.

3. Für den Beerenquark frische Früchte verlesen, tiefgekühlte auftauen lassen. Den Quark in eine Schüssel geben und Vanillezucker und Zucker unterrühren. So lange rühren, bis die Mischung eine cremige Konsistenz hat. Die Früchte unter den Quark heben. Sollte die Quarkcreme zu fest sein, etwas Mineralwasser unterrühren.

4. Ein wenig von dem Speiseöl in einer beschichteten Pfanne erhitzen. Crêpeteig noch einmal gut durchrühren und eine dünne Teiglage gleichmäßig auf dem Boden der Pfanne verteilen. Die Crêpe von beiden Seiten goldbraun backen. Bevor sie gewendet wird, noch einmal etwas Öl in die Pfanne geben. So fortfahren, bis der Teig verbraucht ist. Die fertigen Crêpes bei ca. 60 °C im Ofen warmhalten.

5. Die Crêpes auf Tellern anrichten. Früchtequark auf eine Seite der Crêpes geben, die andere Seite darüberschlagen. Die Crêpes mit Puderzucker bestäubt servieren.

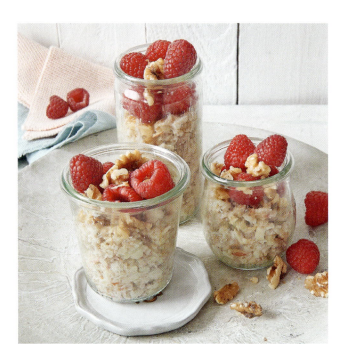

PORRIDGE

mit Apfel und Himbeeren

Zubereitungszeit: ca. 25 Minuten
Pro Portion ca. 377 kcal, 13 g E, 10 g F, 57 g KH

Zutaten

Für 2 Portionen

100 g 5-Korn-Mischung, geschrotet (ersatzweise geschroteter Hafer)
250 ml Milch (1,5 % Fett)
1 Prise Salz
1 P. Vanillezucker
1 Apfel
1/2 El Zitronensaft
100 g Himbeeren
20 g Walnüsse

1. Das geschrotete Getreide in einem Topf unter Rühren 3–4 Minuten rösten. Milch und 200 ml Wasser zugießen. Salz und Vanillezucker zugeben und bei kleiner Hitze unter Rühren etwa 20 Minuten köcheln lassen, bis eine cremige Masse entsteht.

2. Den Apfel waschen, vierteln, das Kerngehäuse entfernen und raspeln. Mit Zitronensaft beträufeln. Die Himbeeren waschen und trocken tupfen. Die Walnüsse grob hacken.

3. Den geraspelten Apfel unterrühren und den Porridge auf Gläser aufteilen. Mit Himbeeren und Walnüssen bestreuen und warm servieren.

Fastenfrei - Frühstück

SOJAJOGHURT
mit Früchten und Nüssen

Zubereitungszeit: ca. 10 Minuten
Pro Portion ca. 278 kcal, 11 g E, 17 g F, 16 g KH

Zutaten

Für 2 Portionen
100 g Himbeeren
100 g Brombeeren
100 g frische Ananas
1 Zweig Minze
20 g Walnüsse
20 g Haselnüsse
350 g Sojajoghurt

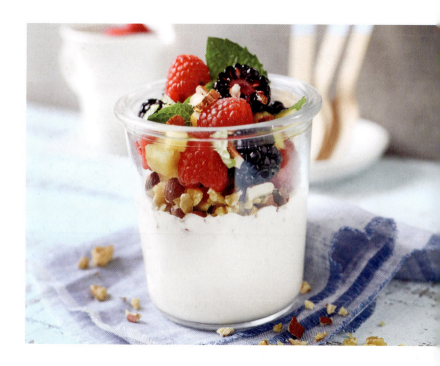

1. Die Beeren waschen, trocken tupfen und verlesen. Ananas schälen, vierteln, den Strunk entfernen und das Fruchtfleisch in kleine Würfel schneiden. Minze waschen, trocken schütteln, die Blättchen abzupfen und grob hacken. Die Nüsse ebenfalls grob hacken.

2. Den Joghurt auf zwei Gläser oder Schalen verteilen. Nüsse, Obst und Minze darauf verteilen.

Pfirsich-Johannisbeer-
SMOOTHIE-BOWL

Zubereitungszeit: ca. 25 Minuten
Pro Portion ca. 324 kcal, 12 g E, 11 g F, 41 g KH

Zutaten

Für 2 Portionen

Für die Bowl
4 Pfirsiche
4 Rispen Johannisbeeren
1 Handvoll weiße, kernlose Trauben
250 g Joghurt (3,5 % Fett)

Für das Topping
1 Pfirsich
2 Rispen Johannisbeeren
1 El weiße, kernlose Trauben
2 Tl Chiasamen

1. Das Obst waschen. Die Pfirsiche vom Kern befreien und die Johannisbeeren von den Rispen streifen. Alles mit dem Joghurt in einem Mixer zu einer dickflüssigen Masse pürieren. Auf zwei Schalen verteilen.

2. Für das Topping das Obst waschen. Den Pfirsich halbieren, vom Kern befreien und in dünne Spalten schneiden. Die Johannisbeeren von den Rispen streifen und die Trauben halbieren. Die Pfirsichspalten fächerartig auf der einen Hälfte des Smoothies verteilen. Daneben zuerst die Chiasamen, dann die Johannisbeeren und zuletzt die Traubenhälften längs in einer Reihe legen. Sofort servieren.

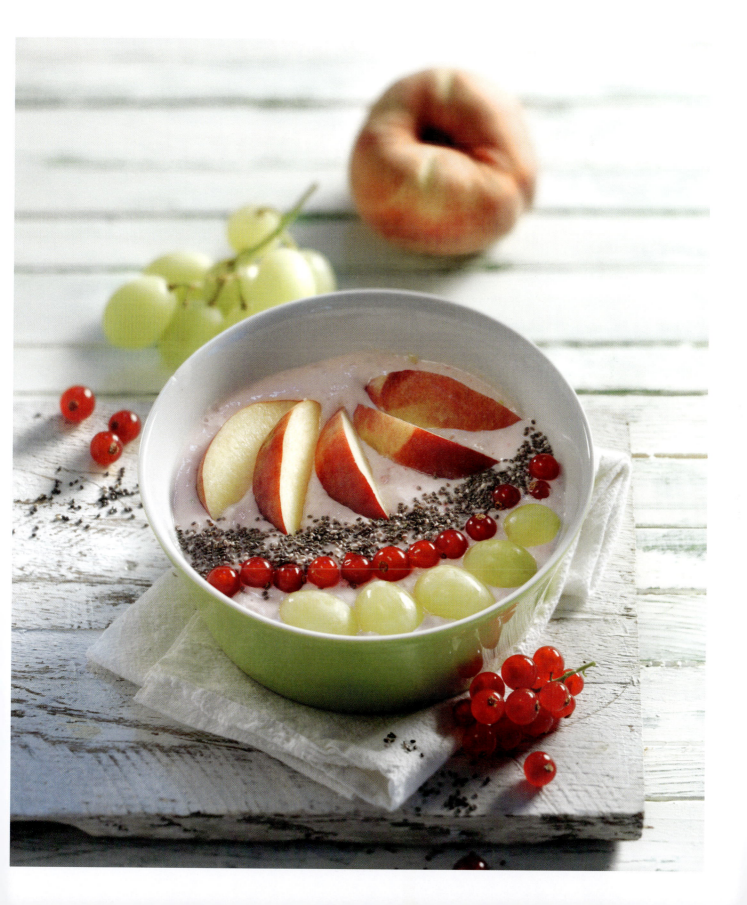

Blaubeer-Hirse-
SMOOTHIE-BOWL

Zubereitungszeit: ca. 20 Minuten
Pro Portion ca. 210 kcal, 5 g E, 5 g F, 34 g KH

Zutaten

Für 2 Portionen

Für die Bowl
2 Pfirsiche
300 g Blaubeeren (TK)
4 El Hirseflocken
100 ml Mandelmilch

Für das Topping
1 Pfirsich
2 El Pinienkerne
2 gehäufte El Amaranth-Pops

1. Die Pfirsiche waschen, entsteinen und grob zerkleinern. Mit den Blaubeeren, den Hirseflocken und der Mandelmilch in einen Mixer geben und zu einer dickflüssigen Masse pürieren. Auf zwei Schalen verteilen.

2. Für das Topping den Pfirsich waschen, entsteinen und in dünne Spalten schneiden. Die Pfirsichspalten fächerartig mittig auf dem Smoothie verteilen. Die Pinienkerne in die Mitte geben und die Amaranth-Pops am Rand rundherum streuen. Sofort servieren.

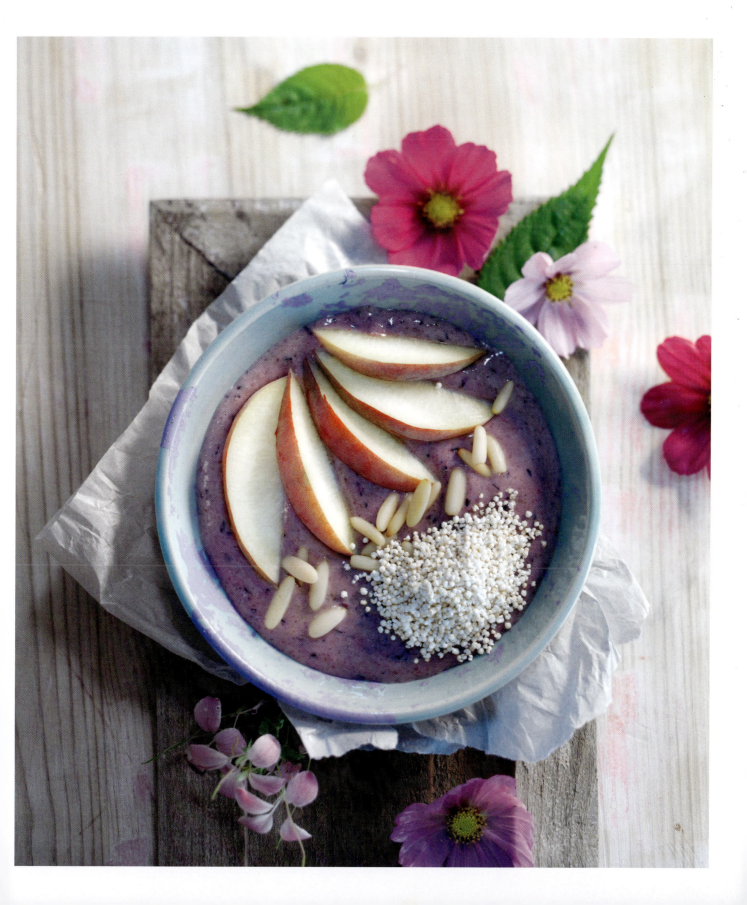

RÜHREIBROT

mit Parmaschinken

⏱ Zubereitungszeit: ca. 25 Minuten
📋 Pro Portion ca. 292 kcal, 23 g E, 14 g F, 18 g KH

Zutaten

Für 2 Portionen

1/2 Chilischote
1/2 Zwiebel
1/2 Tl Rapsöl
3 Eier (Größe M)
2 El Milch
Salz
Pfeffer
4 Cocktailtomaten
4 Scheiben Vollkornbaguette
80 g Parmaschinken
1/2 Beet Gartenkresse

1. Für das Rührei die Chilischote waschen, putzen, entkernen und fein würfeln. Zwiebel schälen und ebenfalls fein würfeln. Das Öl in einer Pfanne auf niedrige Temperatur erhitzen und Chili und Zwiebel darin bei sanfter Hitze ca. 5 Minuten anschwitzen.

2. In der Zwischenzeit die Eier in eine Schüssel aufschlagen und mit Milch, Salz und Pfeffer verrühren. Die Eimasse zu Zwiebeln und Chili in die Pfanne geben und bei kleiner Hitze stocken lassen, dabei ab und zu umrühren.

3. Cocktailtomaten waschen, putzen und vierteln. Das Baguette in einer zweiten Pfanne leicht anrösten, dann mit dem Parmaschinken belegen. Das Rührei darauf platzieren. Mit Cocktailtomaten und mit Kresse garniert servieren.

✱ Tipp

Brot aus vollem Korn hält lange satt, reguliert die Verdauung und enthält viele wertvolle Vitamine und Mineralstoffe!

Fastenfrei - Frühstück

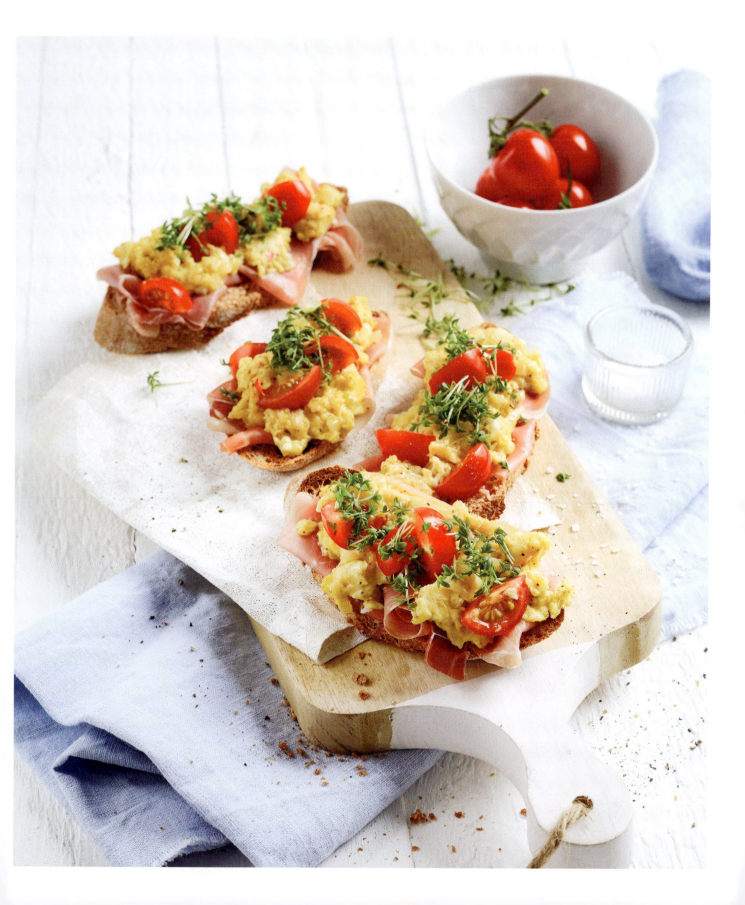

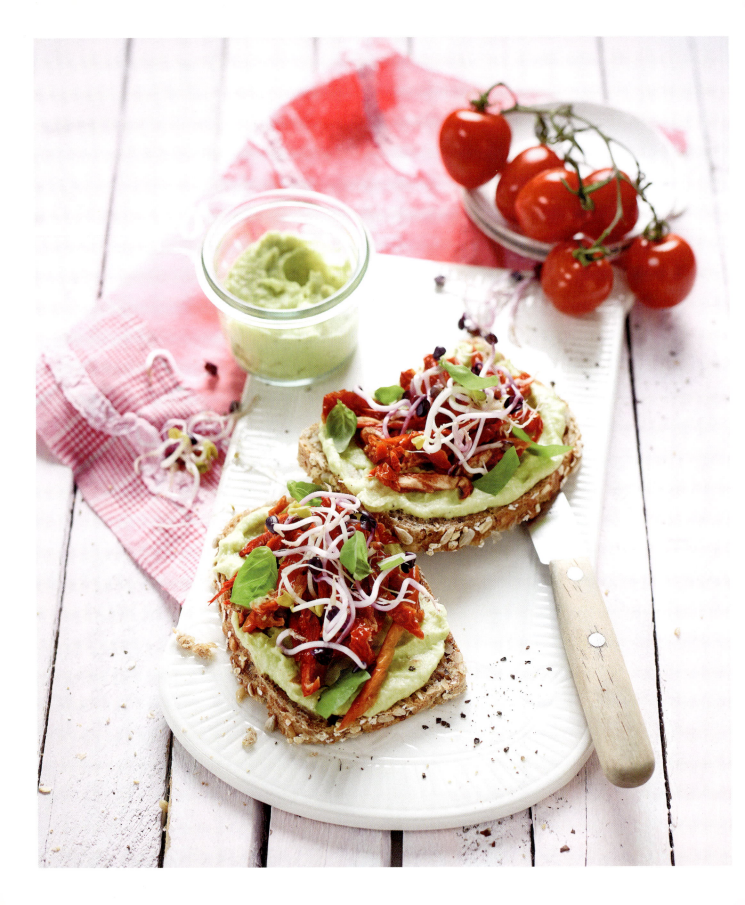

DINKELBROT
mit Avocadocreme

⏱ Zubereitungszeit: ca. 20 Minuten
📋 Pro Portion ca. 258 kcal, 8 g E, 8 g F, 38 g KH

Zutaten

Für 2 Portionen

50 g getrocknete Tomaten ohne Öl
1/2 reife Avocado
1 Tl Zitronensaft
1 El Joghurt
Salz
Pfeffer
1 Stängel Basilikum
4 Scheiben Dinkelvollkornbrot
20 g Zwiebelsprossen

1. Die getrockneten Tomaten mit heißem Wasser übergießen und ca. 15 Minuten einweichen lassen.

2. In der Zwischenzeit für die Avocadocreme das weiche Fruchtfleisch mit einem Löffel aus der Schale lösen. Zusammen mit Zitronensaft und Joghurt fein pürieren, dann mit Salz und Pfeffer abschmecken.

3. Die getrockneten Tomaten abtropfen lassen und in Streifen schneiden. Basilikum waschen, trocken schütteln und die Blättchen grob hacken.

4. Die Avocadocreme auf den Brotscheiben verteilen. Mit Zwiebelsprossen, getrockneten Tomaten und Basilikum garniert servieren.

Meal Prep

Die Avocadocreme schmeckt auch super zu frischen Gemüsesticks. Mach gleich mehr von der Creme und verwahre sie im Kühlschrank für den nächsten Fastentag.

Fastenfrei - Frühstück

SHAKSHUKA

⏱ Zubereitungszeit: ca. 30 Minuten (plus Backzeit)
⚖ Pro Portion ca. 392 kcal, 18 g E, 25 g F, 19 g KH

Zutaten

Für 4 Portionen
8 Tomaten
2 rote Paprikaschoten
2 gelbe Paprikaschoten
2 rote Zwiebeln
1 Knoblauchzehe
1/2 Bund glatte Petersilie
Salz
Pfeffer
1 Tl Paprikapulver rosenscharf
2 Tl gemahlener Kreuzkümmel
4 El Olivenöl
8 Eier (Größe M)

Außerdem
Öl für die Fettpfanne
1/2 Bund Koriander zum Bestreuen

1. Den Backofen auf 180 °C vorheizen. Die Fettpfanne des Backofens mit Öl bepinseln. Die Tomaten waschen, trocknen, putzen und hacken. Die Paprikaschoten halbieren, putzen, waschen und in Streifen schneiden. Die Zwiebeln und den Knoblauch schälen. Die Zwiebeln halbieren und in Streifen schneiden, den Knoblauch hacken. Die Petersilie waschen, trocken schütteln und die Blätter abzupfen.

2. Tomaten, Paprikaschoten, Zwiebeln, Knoblauch und Petersilie mischen und mit Salz und Pfeffer würzen. Paprikapulver und Kreuzkümmel hinzugeben, alles vermengen, dann mit dem Olivenöl verrühren. Auf dem Blech verteilen und alles 1 Stunde im Ofen garen. Zwischenzeitlich 1–2-mal umrühren.

3. Das Blech herausnehmen und vorsichtig 8 Mulden in die Gemüsemischung drücken. In jede Mulde 1 aufgeschlagenes Ei gleiten lassen. Mit etwas Salz würzen, dann für ca. 12 weitere Minuten im Ofen garen, bis die Eier gestockt sind.

4. Den Koriander waschen, trocken schütteln und die Blättchen abzupfen. Die Shakshuka mit Koriander bestreut servieren.

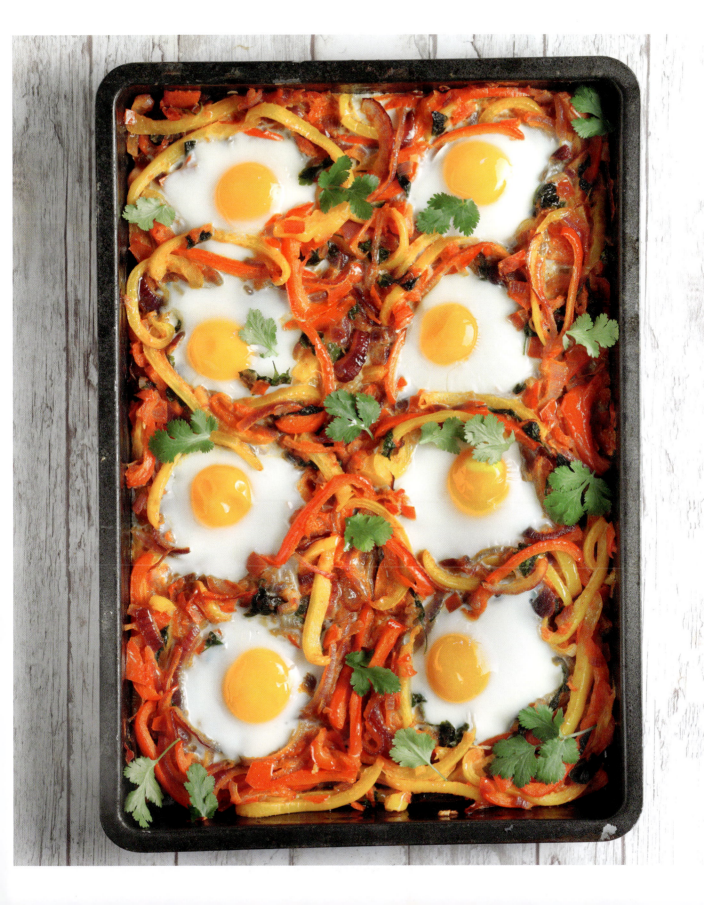

Herzhafte FRÜHSTÜCKSMUFFINS

⏱ Zubereitungszeit: ca. 40 Minuten
🗒 Pro Portion (3 Stück) ca. 344 kcal, 23 g E, 26 g F, 5 g KH

Zutaten

Für 6 Stück

3 Blatt Mangold (ca. 50 g)
125 g Hokkaido-Kürbis
3 Scheiben Räucherschinken (ca. 30 g)
40 g Parmesan
3 Eier (Größe M)
50 ml Sahne
1 Tl getrockneter Thymian
3 Prisen Pfeffer
1/3 Tl Salz

1. Den Backofen auf 200 °C vorheizen. Mangold waschen und den Stiel sowie die dicke Blattrippe herausschneiden. Den Hokkaido-Kürbis waschen, halbieren, entkernen und mit dem Sparschäler in breite Streifen hobeln.

2. Aus Backpapier 6 Stücke à 10 x 10 cm zurechtschneiden und 6 Mulden eines Muffinblechs damit auslegen. Die Hälfte der Muffinmulden mit Schinken auslegen, den Rest mit Mangold. Dann die Kürbisstreifen hineinschichten.

3. Den Parmesan fein reiben. Die Eier in einen Rührbecher aufschlagen, Parmesan, Sahne, Thymian und Pfeffer zugeben und alles mit einem Schneebesen kräftig verrühren.

4. Die Hälfte der Masse auf dem Schinken verteilen, die andere Hälfte mit dem Salz würzen und auf dem Mangold verteilen. Die Muffins im vorgeheizten Ofen 15–20 Minuten backen, bis die Eier-Masse gestockt ist. Aus der Form heben, das Backpapier entfernen und warm oder kalt genießen.

Meal Prep

Die Muffins halten sich im Kühlschrank 3–4 Tage. Sie können auch problemlos eingefroren und im Ofen nochmals kurz aufgebacken werden. Wenn du sie öfter essen möchtest, mach einfach gleich die doppelte Menge.

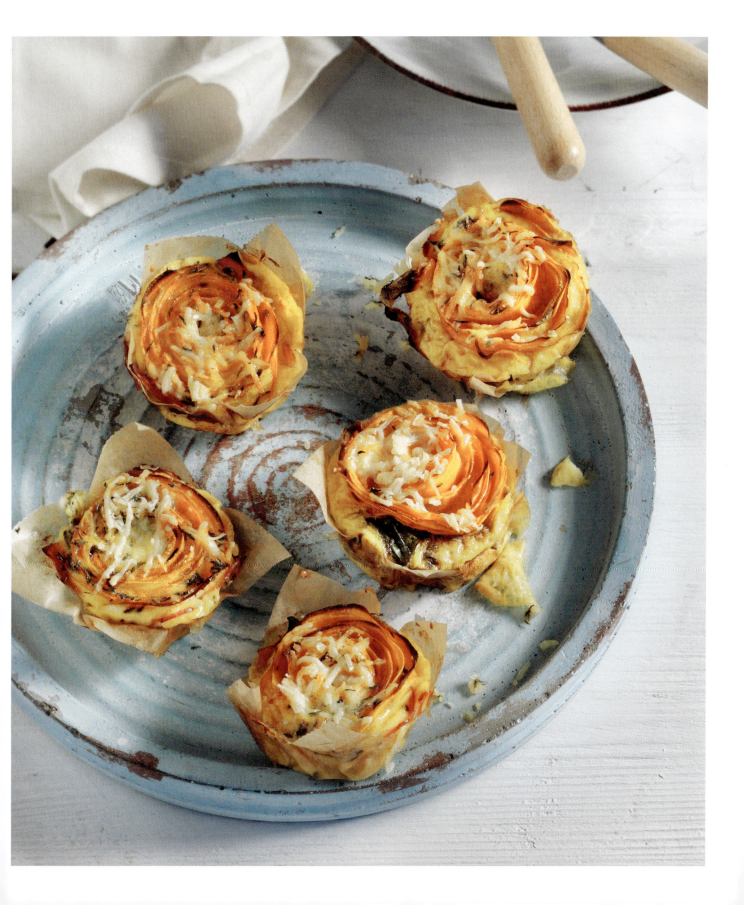

FRITTATA
mit Pilzen und Paprika

⏱ Zubereitungszeit: ca. 30 Minuten
🗒 Pro Portion ca. 299 kcal, 19 g E, 23 g F, 6 g KH

Zutaten

Für 4 Portionen

150 g Pilze nach Wahl (z. B. Kräuterseitlinge oder Champignons)
200 g Babyspinat
1 rote Paprikaschote
1 Knoblauchzehe
80 g Gouda
6 Eier (Größe L)
200 g Sauerrahm
Salz
Pfeffer
2 El Olivenöl

Außerdem
ofenfeste Pfanne

1. Die Pilze putzen und in Scheiben schneiden. Den Spinat waschen, putzen und trocken schütteln. Die Paprika putzen, waschen und klein würfeln. Die Knoblauchzehe schälen und fein hacken. Den Gouda reiben. Die Eier mit dem Sauerrahm verrühren. Den Käse zugeben und die Eiermasse mit Salz und Pfeffer würzen.

2. Den Backofen auf 180 °C (Umluft) vorheizen. In einer ofenfesten Pfanne das Olivenöl erhitzen und die Knoblauchzehe darin anschwitzen. Die Pilze und die Paprika zugeben und 3–4 Minuten anbraten. Mit Salz und Pfeffer würzen. Den Spinat zugeben, zusammenfallen lassen und die Eiermasse darübergießen.

3. Die Frittata im Backofen 15–18 Minuten stocken lassen. Die Frittata stürzen, in Stücke schneiden und servieren.

Meal Prep

Frittata schmeckt auch kalt sehr lecker. Du kannst Reste gut 1-2 Tage im Kühlschrank aufbewahren und z. B. mit einem leckeren Salat als Mittagessen mit ins Büro nehmen.

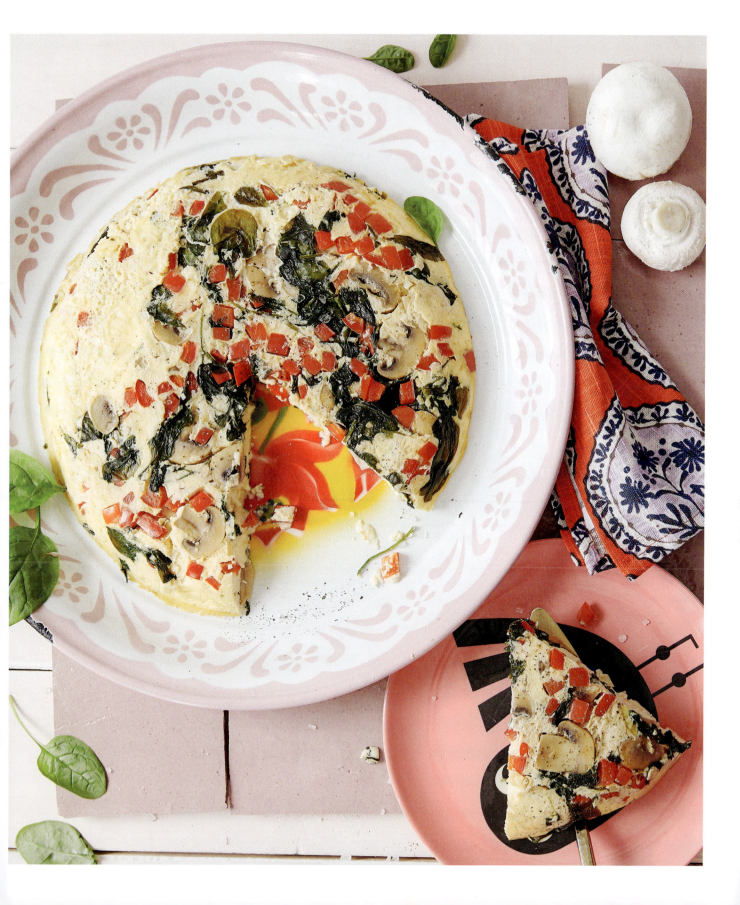

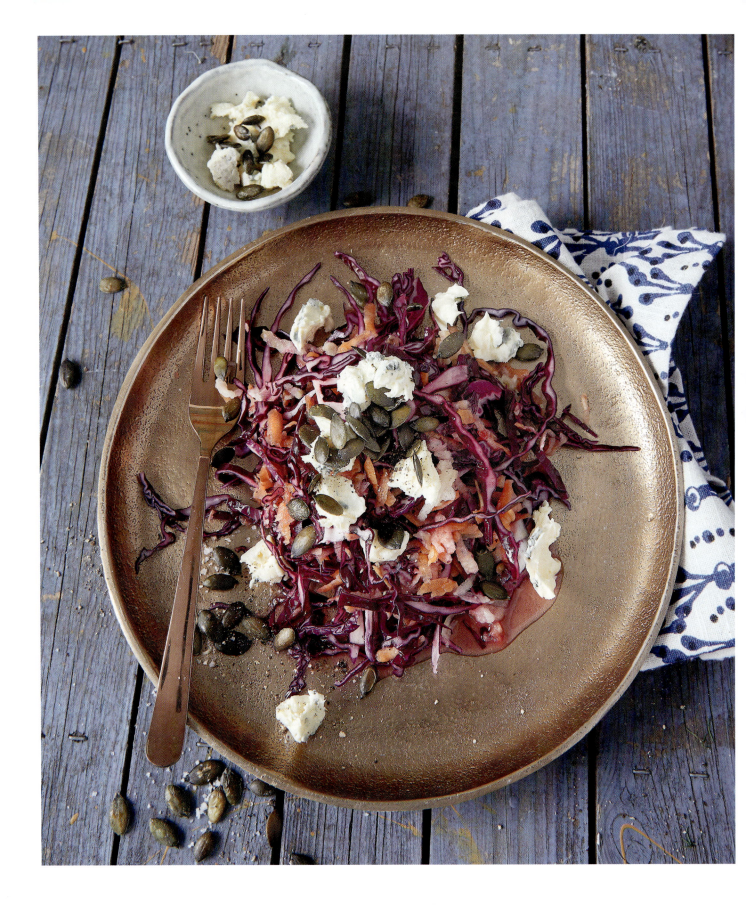

FRUCHTIGER ROTKOHLSALAT
mit Blauschimmelkäse

⏱ Zubereitungszeit: ca. 15 Minuten
⚖ Pro Portion ca. 207 kcal, 7 g E, 11 g F, 17 g KH

Zutaten

Für 4 Portionen

1 kleiner Rotkohl (ca. 800 g)
Salz
1 Tl Zucker
40 g Kürbiskerne
2 Äpfel
3 Möhren
50 ml Apfelsaft
4 El Kürbiskernöl
5 El Apfelessig
1 El Honig
Pfeffer
100 g Blauschimmelkäse (fettreduziert)

1. Den Rotkohl vierteln und den Strunk entfernen. In sehr feine Streifen schneiden oder hobeln. Mit ½ Teelöffel Salz und dem Zucker vermischen. 10 Minuten ziehen lassen.

2. Inzwischen die Kürbiskerne in einer Pfanne ohne Fett rösten. Die Äpfel waschen, vierteln und das Kerngehäuse entfernen. Möhren putzen und schälen. Beides fein raspeln und zum Rotkohl geben. Den Apfelsaft erhitzen und darübergießen. Mit Kürbiskernöl, Apfelessig und Honig marinieren. Salzen und pfeffern.

3. Den Blauschimmelkäse zerbröckeln und auf dem Salat verteilen. Mit den Kürbiskernen bestreut servieren.

*Tipp

Schon gewusst? Rotkohl enthält außerordentlich viel Vitamin C. Zusammen mit Äpfeln und Möhren ist dieser Salat ein echter Kick für dein Immunsystem.

GEBACKENER ZIEGENKÄSE
auf Feigencarpaccio

Zubereitungszeit: ca. 40 Minuten
Pro Portion ca. 364 kcal, 24 g E, 23 g F, 16 g KH

Zutaten

Für 4 Portionen

4 Zweige Zitronenthymian
20 g Haselnusskerne
40 g Pistazien
4 Ziegenkäse à 80 g (fettarm)
2 Tl Honig
6 Feigen
200 g Feldsalat
1 rote Zwiebel
1/2 Bund Basilikum
50 ml Gemüsebrühe
1 Tl Apfelessig
Salz
Pfeffer

1. Den Backofen auf 200 °C vorheizen. Zitronenthymian waschen, trocken schütteln und die Blättchen abzupfen. Haselnüsse und Pistazien grob hacken. Ziegenkäse auf ein Backblech mit Backpapier legen. Mit Haselnüssen, Pistazien und Thymianblättchen bestreuen. Den Honig darüberträufeln. Den Käse 10–12 Minuten backen.

2. In der Zwischenzeit die Feigen waschen, trocken reiben, in sehr dünne Scheiben schneiden und auf 4 Tellern anrichten.

3. Den Feldsalat waschen, trocken schleudern und verlesen. Zwiebel schälen, in Spalten schneiden und mit dem Feldsalat vermengen. Basilikum grob hacken und untermischen.

4. Für das Dressing Gemüsebrühe und Apfelessig verrühren. Mit Salz und Pfeffer abschmecken. Das Dressing zum Salat geben und alles gut vermischen. Den Salat und den gebackenen Ziegenkäse auf dem Feigencarpaccio anrichten.

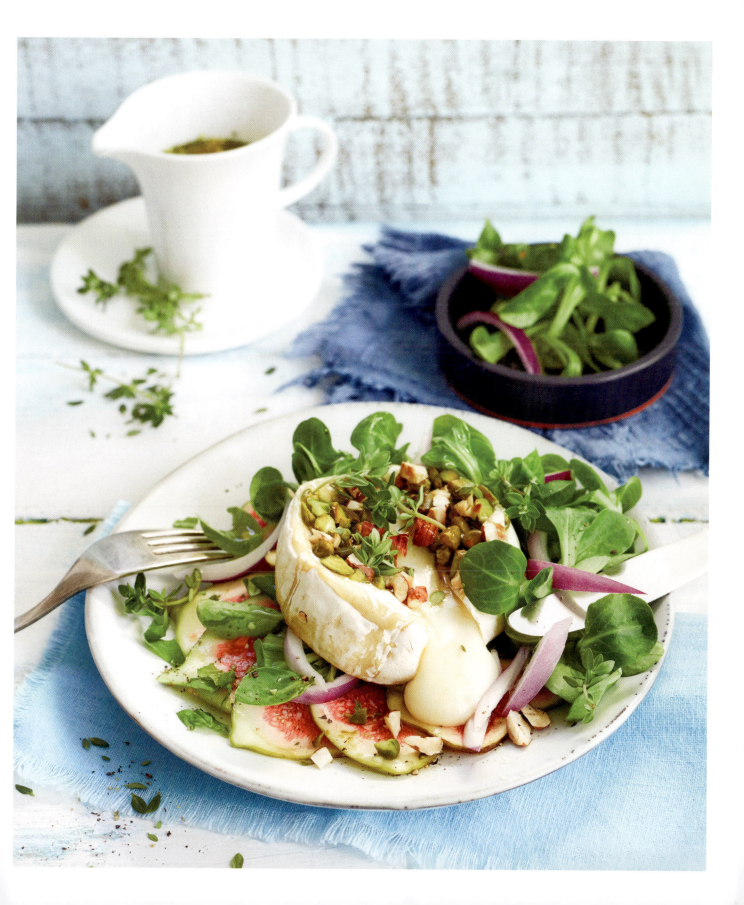

GERÖSTETE PAPRIKASUPPE
mit Schafskäse

Zubereitungszeit: ca. 40 Minuten (plus Back- und Garzeit)
Pro Portion ca. 227 kcal, 10 g E, 10 g F, 22 g KH

Zutaten

Für 4 Portionen

1,2 kg rote Paprikaschoten
6 Zweige Thymian
1 große Zwiebel
2 Knoblauchzehen
1 Tl Olivenöl
Salz
Pfeffer
160 g Schafskäse
1 Beet Radieschenkresse

1. Den Backofen auf 220 °C vorheizen. Paprika waschen, halbieren, putzen und entkernen. Die Paprikahälften mit der offenen Seite nach unten auf ein mit Backpapier ausgelegtes Backblech legen und im Backofen 20–25 Minuten rösten, bis die Schale Blasen wirft. Das Blech herausnehmen, die Paprikahälften mit einem Küchentuch abdecken und 10 Minuten ruhen lassen, anschließend häuten.

2. Den Thymian waschen, trocken schütteln und die Blättchen von den Stielen zupfen. Zwiebel und Knoblauch schälen und klein hacken. Das Olivenöl in einem großen Topf erhitzen und Zwiebel und Knoblauch darin anschwitzen. Das Paprikafruchtfleisch hinzufügen und 700 ml Wasser angießen. Die Thymianblättchen dazugeben. Die Suppe mit Salz und Pfeffer abschmecken und ca. 20 Minuten köcheln lassen. Anschließend fein pürieren. Die Suppe mit zerbröseltem Schafskäse und mit Kresse bestreut servieren.

Tipp

Paprika enthält wertvolle sekundäre Pflanzenstoffe, die die Magensäfte anregen und die Verdauung in Schwung bringen.

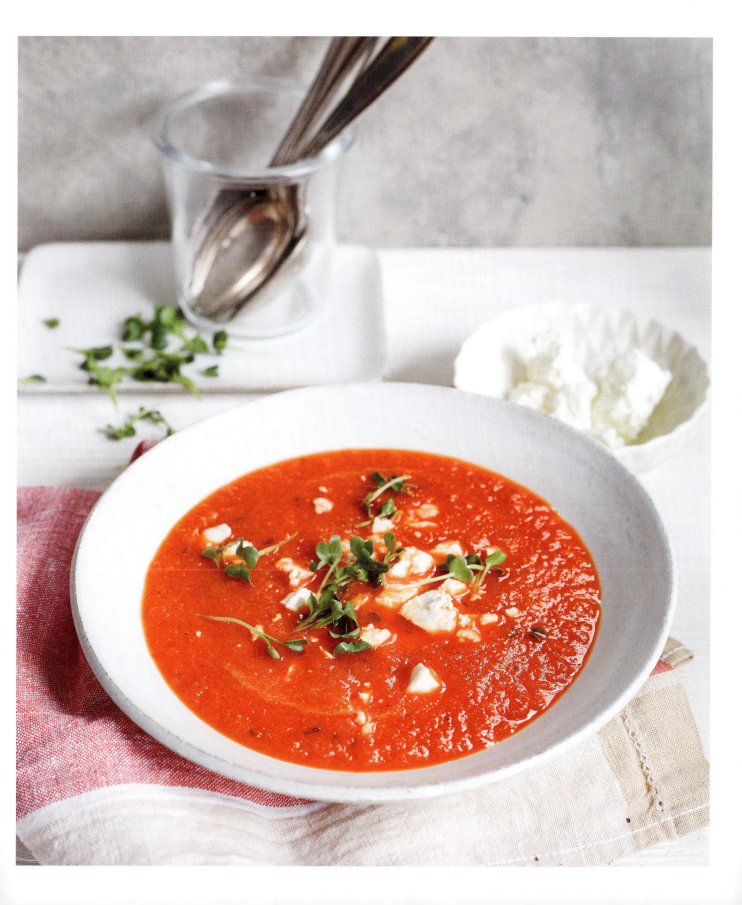

LINSENSUPPE

mit Hühnchen

Zubereitungszeit: ca. 40 Minuten
Pro Portion ca. 282 kcal, 32 g E, 4 g F, 29 g KH

Zutaten

Für 4 Portionen

1 Zwiebel
2 Knoblauchzehen
2 Stangen Staudensellerie
160 g Möhren
200 g Babyspinat
2 Tl Rapsöl
2 Tl Gemüsebrühepulver
200 g gelbe Linsen
300 g Hähnchenbrustfilet
Salz
Pfeffer
2 Tl Ras el-Hanout

1. Zwiebel und Knoblauchzehen schälen und klein würfeln. Staudensellerie putzen, waschen und in Scheiben schneiden. Möhren putzen, schälen, längs halbieren oder vierteln und ebenfalls in Scheiben schneiden. Den Spinat waschen und verlesen, dann in grobe Streifen schneiden.

2. 1 Teelöffel Rapsöl in einem großen Topf erhitzen und Zwiebel und Knoblauch darin anschwitzen. 1,6 Liter Wasser dazugeben und einmal aufkochen lassen. Das Gemüsebrühepulver unterrühren, die Linsen dazugeben und ca. 5 Minuten köcheln lassen. Möhren und Sellerie hinzufügen und die Suppe weitere 5–10 Minuten bei mittlerer Hitze kochen lassen.

3. Währenddessen das Fleisch waschen, trocken tupfen und in kleine Würfel schneiden. Das restliche Öl in einer Pfanne erhitzen und die Hähnchenwürfel darin goldbraun braten. Zusammen mit dem Spinat in die Linsensuppe geben. Die Suppe mit Salz, Pfeffer und Ras el-Hanout abschmecken.

Meal Prep

Die Suppe lässt sich super vorbereiten und im Kühlschrank aufbewahren, wenn du den Spinat erst beim Aufwärmen dazutust.

Fastenfrei – Mittag

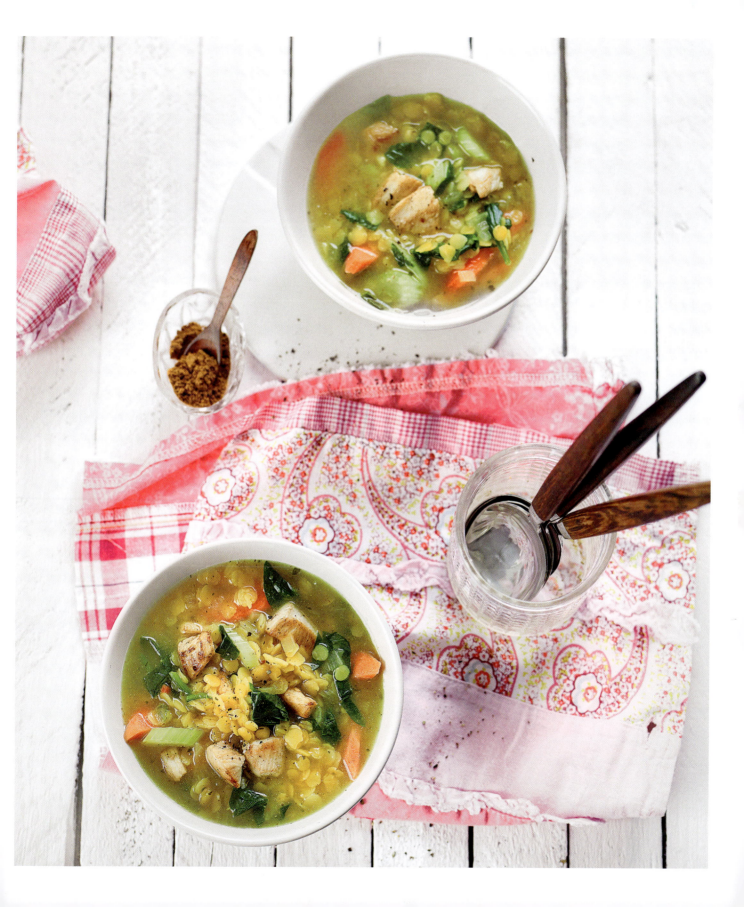

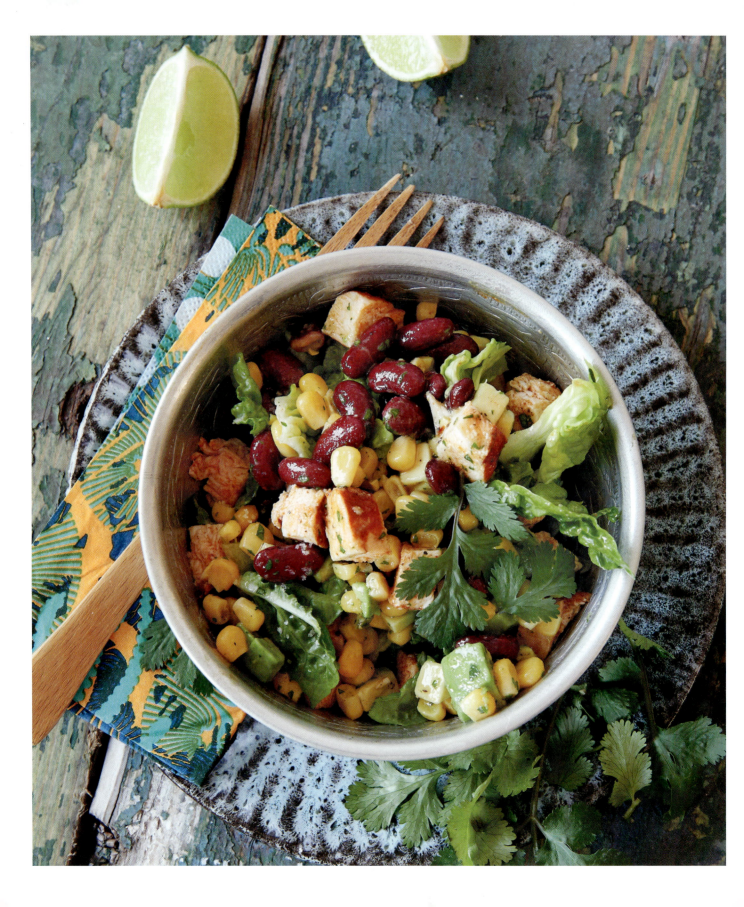

HÜHNCHEN
mit Bohnen-Mais-Salat

⏱ Zubereitungszeit: ca. 20 Minuten (plus Backzeit)
🏷 Pro Portion ca. 574 kcal, 41 g E, 30 g F, 33 g KH

Zutaten

Für 4 Portionen

4 Hähnchenbrustfilets (je ca. 125 g)
4 Tl Paprikapulver
Salz
Pfeffer

Für den Salat

300 g Kidneybohnen
300 g Mais
1 Bund Koriander
2 Avocados
Saft von 2 Limetten
6 El Olivenöl
Salz
Pfeffer
1 1/2 Römersalat-Köpfe

1. Den Backofen auf 175 °C vorheizen. Ein Backblech mit Backpapier belegen. Hähnchenbrustfilets unter fließendem kaltem Wasser abspülen, trocken tupfen und mit dem Paprikapulver einreiben. Mit Salz und Pfeffer würzen. Auf das Backpapier legen und ca. 20 Minuten braten. Anschließend etwas abkühlen lassen und das Fleisch klein würfeln.

2. Inzwischen die Bohnen und den Mais abspülen und abtropfen lassen. Den Koriander waschen, trocken schütteln und fein hacken. Die Avocado halbieren, den Kern entfernen und das Fruchtfleisch herauslösen. Das Fruchtfleisch klein würfeln. Bohnen, Mais, Avocado, Koriander, Limettensaft und Olivenöl vermischen. Mit Salz und Pfeffer würzen.

3. Den Salat waschen, trocken schütteln und in mundgerechte Stücke zupfen. Den Salat unter die restlichen Zutaten heben und die Hähnchenstücke darüberstreuen.

Meal Prep

Der Salat eignet sich auch hervorragend zum Mitnehmen ins Büro am nächsten Tag. Fülle dafür den Bohnen-Mais-Salat in ein geeignetes Gefäß, lege das Fleisch darüber und bestreue alles mit dem Salat. Über Nacht im Kühlschrank aufbewahren und zum Servieren alles vorsichtig mischen.

RATATOUILLE
mit Kalbsschnitzel

Zubereitungszeit: ca. 40 Minuten
Pro Portion ca. 334 kcal, 31 g E, 18 g F, 11 g KH

Zutaten

Für 4 Portionen

Für das Ratatouille

4 Tomaten
2 Auberginen
2 Zucchini
1 rote Paprikaschote
1 gelbe Paprikaschote
2 Knoblauchzehen
4 El Olivenöl
3 El Tomatenmark
Salz
Pfeffer
1/2 Bund Basilikum

Für die Schnitzel

4 dünne Kalbsschnitzel
(je ca. 120 g)
2 El Olivenöl
Salz
Pfeffer

1. Die Tomaten putzen, überbrühen und häuten, dann grob würfeln. Die Auberginen waschen, putzen und ebenfalls grob würfeln. Die Zucchini waschen, putzen und in Scheiben schneiden. Die Paprikaschoten putzen, waschen und in Streifen schneiden. Die Knoblauchzehen schälen und fein hacken.

2. In einem großen Topf das Öl erhitzen und den Knoblauch anschwitzen. Das Tomatenmark zugeben und kurz mitrösten. Das Gemüse dazugeben, salzen und pfeffern. 100 ml Wasser dazugießen, aufkochen und zugedeckt bei kleiner Hitze 30 Minuten schmoren. Dabei gelegentlich umrühren.

3. Basilikum waschen, trocken schütteln und die Blätter abzupfen. Die Kalbsschnitzel unter fließendem kaltem Wasser abspülen, trocken tupfen und bei Bedarf leicht flach klopfen.

4. In einer Pfanne das Olivenöl erhitzen und die Schnitzel von beiden Seite 2–3 Minuten braten. Mit Salz und Pfeffer abschmecken. Das Basilikum über das Ratatouille streuen und mit den Kalbsschnitzeln servieren. Dazu passt Couscous, Hirse oder Reis.

Meal Prep

Mach gleich mehr vom Ratatouille! Die leckere Gemüsemischung eignet sich prima als Sauce zu (Gemüse-)Nudeln oder auch Fisch. Oder du genießt es einfach pur mit einem Stück (Low-Carb-) Brot. Du kannst es sehr gut einfrieren, oder auch für 3-4 Tage im Kühlschrank aufbewahren.

Fastenfrei - Mittag

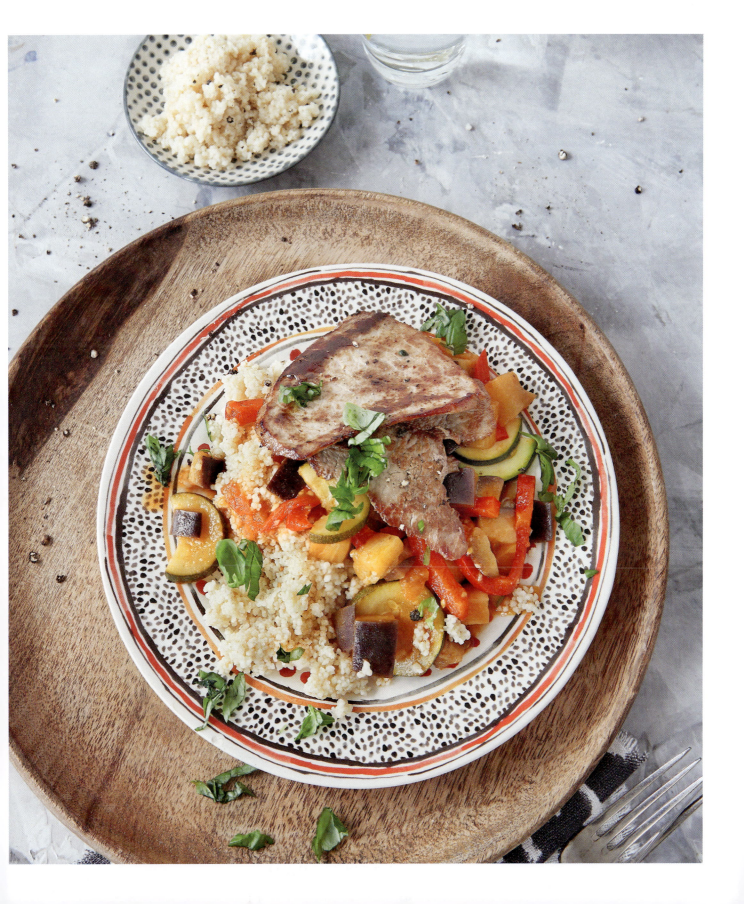

KÖNIGSBERGER KLOPSE

⏱ Zubereitungszeit: ca. 30 Minuten (plus Garzeit)
⚖ Pro Portion ca. 360 kcal, 26 g E, 23 g F, 15 g KH

Zutaten

Für 4 Portionen

1 altbackenes Brötchen
60 g Butter
40 g Mehl
500 ml Fleischbrühe
4 Sardellenfilets aus dem Glas
1 Zwiebel
1 Ei
400 g gemischtes Hackfleisch
Salz
Pfeffer
1–2 El Kapern
1 Tl Zitronensaft
Pfeffer

1. Das Brötchen in kaltem Wasser einweichen. Die Butter in einem großen Topf schmelzen. Das Mehl nach und nach unter ständigem Rühren mit dem Schneebesen hineingeben und anschwitzen, bis es weißlich schäumt. Die Brühe langsam unter Rühren dazugießen und glatt unterrühren. Die Sauce ca. 5 Minuten auf niedriger Stufe köcheln lassen.

2. In der Zwischenzeit die Sardellen abtropfen lassen und in kleine Würfel schneiden. Die Zwiebel schälen und fein hacken. Das Ei trennen, Eigelb beiseitestellen. Das Brötchen gut ausdrücken und mit Hackfleisch, Zwiebel, Eiweiß und Sardellen vermischen. Mit Salz und Pfeffer abschmecken.

3. Die Masse zu Klopsen formen. Die Klopse in die Sauce geben und auf niedrigster Stufe etwa 15 Minuten in der Sauce ziehen lassen. Dann herausnehmen und warmhalten. Die Kapern in die Sauce geben und die Sauce mit Zitronensaft, Salz und Pfeffer abschmecken. Zum Binden das Eigelb mit 2 Esslöffel kaltem Wasser verrühren und zügig unter die Sauce rühren. Die Klopse wieder in die Sauce geben und servieren. Dazu passen Salzkartoffeln.

Meal Prep

Königsberger Klopse lassen sich sehr gut einfrieren. Dafür einfach die gegarten Klopse mit etwas Saucenbasis (also die ungebundene Sauce ohne Kapern) portionsweise einfrieren. So musst du nach dem Auftauen nur noch die Sauce aufkochen, abbinden und abschmecken. Klopse und Kartoffeln dazu und fertig ist ein schnelles Mittagessen.

Fastenfrei – Mittag

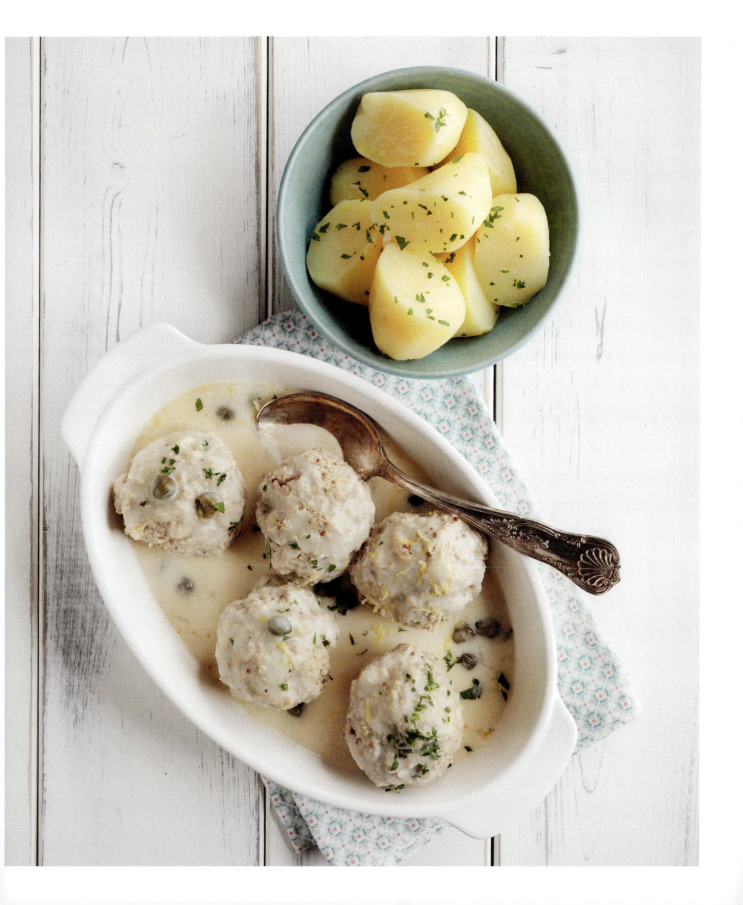

HACKBÄLLCHEN
mit Zoodles

⏱ Zubereitungszeit: ca. 30 Minuten
📋 Pro Portion ca. 450 kcal, 36 g E, 27 g F, 14 g KH

Zutaten

Für 4 Portionen

1 kleine Pastinake (100 g)
1 kleine Zwiebel
1 Knoblauchzehe
500 g mageres Rinderhackfleisch
1 Ei (Größe S)
Salz
Pfeffer
1 El Olivenöl
2 Dosen stückige Tomaten (à 400 g)
1 Tl getrockneter Oregano
2 Zucchini (ca. 700 g)
100 g Feta

1. Für die Hackbällchen die Pastinake putzen, schälen und fein raspeln. Zwiebel und Knoblauch schälen und fein hacken. Das Hackfleisch mit Pastinakenraspeln, Ei, 1 Teelöffel Salz und etwas Pfeffer verkneten. Die Masse zu ca. 16 golfballgroßen Bällchen formen. Öl in einer beschichteten Pfanne erhitzen und die Hackbällchen darin unter Wenden ca. 8 Minuten braten, herausnehmen.

2. Die Zwiebel und den Knoblauch ins Bratfett geben und andünsten. Die Tomaten zugeben, mit Salz, Pfeffer und Oregano würzen, alles aufkochen und die Tomatensauce ca. 10 Minuten einkochen lassen.

3. Inzwischen die Zucchini waschen und trocken reiben. Die Enden entfernen. Die Zucchini mithilfe eines Spiralschneiders in lange „Nudeln" schneiden. Reichlich Salzwasser in einem Topf aufkochen.

4. Die Hackbällchen in die Tomatensauce geben und alles ca. 5 Minuten köcheln lassen. Die Zucchininudeln („Zoodles") in das kochende Wasser geben, 2–3 Minuten blanchieren, abgießen und abtropfen lassen. Zoodles mit Hackbällchen und Tomatensauce anrichten. Den Feta darüberbröseln und servieren.

Meal Prep

Mach doch gleich mehr davon! Nicht nur lassen sich die Hackbällchen in der Tomatensauce sehr gut auf Vorrat einfrieren. Sie sind auch noch ein toller Fastenlunch, wenn du sie ohne die Zoodles nur mit der Sauce snackst. In einem Schraubglas verpackt, kannst du sie auch super ins Büro mitnehmen.

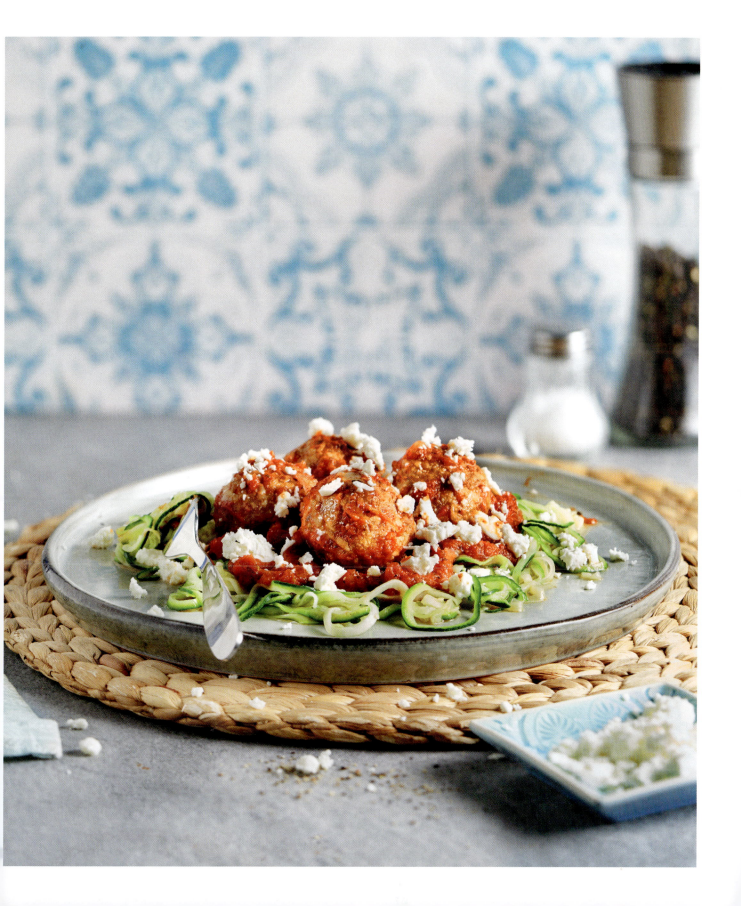

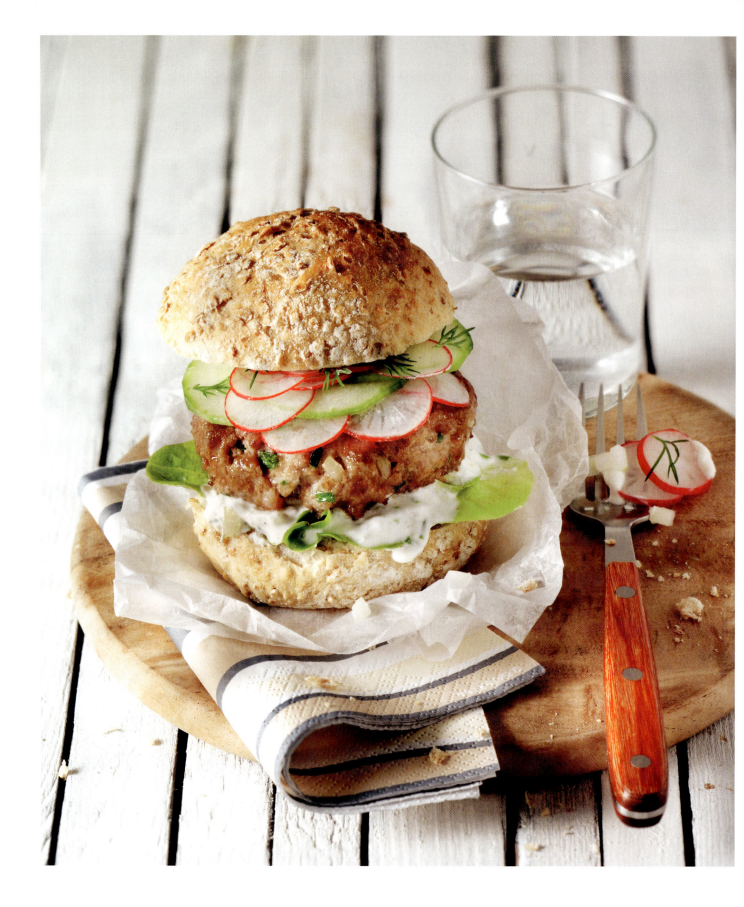

BURGER
mit Speck und Radieschen

⏱ Zubereitungszeit: ca. 30 Minuten
📋 Pro Portion ca. 664 kcal, 46 g E, 38 g F, 36 g KH

Zutaten

Für 4 Portionen

Für die Buns
4 Roggenbrötchen

Für die Pattys
1 trockenes Brötchen
ca. 120 ml lauwarme Milch
100 g geräucherter durchwachsener Speck
600 g Rinderhack
1 fein gewürfelte Zwiebel
2 Eier
1 Tl scharfer Senf
2 El Schnittlauchröllchen
Salz
Pfeffer

Für die Toppings
4 große grüne Salatblätter
1 Bund Radieschen
1/2 Salatgurke
4 El Sour Cream
2 El Dillspitzen

1. Das Brötchen würfeln und in der Milch 10 Minuten einweichen, gut ausdrücken. Den Speck fein würfeln und in einer Pfanne bei mittlerer Hitze knusprig ausbraten. Alle Zutaten bis auf die Gewürze in eine Schüssel geben und gut vermengen. Anschließend nach Belieben mit den Gewürzen abschmecken.

2. Mit feuchten Händen aus dem Teig 4 Pattys formen und von jeder Seite etwa 3–4 Minuten grillen. Die Burger-Brötchen halbieren und die Schnittflächen kurz auf dem Grill antoasten.

3. Für die Toppings die Salatblätter waschen und trocken schütteln. Radieschen putzen, waschen und in Scheiben schneiden. Gurke schälen und ebenfalls in Scheiben schneiden.

4. Die unteren Brötchenhälften mit den Salatblättern belegen. Je 1 Esslöffel Sour Cream daraufgeben und Pattys auflegen. Radieschen- und Gurkenscheiben auf die Burger verteilen und mit Dillspitzen garnieren. Die oberen Brötchenhälften aufsetzen.

*Meal Prep

Die Pattys kannst du super vorbereiten und geformt einfrieren. Dann kannst du sie bei der nächsten Grillparty auftauen und frisch grillen.

KABELJAUFILET
mit Erbsen-Spitzkohl-Püree

Zubereitungszeit: ca. 40 Minuten
Pro Portion ca. 343 kcal, 38 g E, 11 g F, 21 g KH

Zutaten

Für 4 Portionen

40 g Walnusskerne
500 g Spitzkohl
1 Zwiebel
2 Knoblauchzehen
3 Tl Olivenöl
400 g Erbsen (TK)
600 g Kabeljau-Rückenfilet ohne Haut
1 El Dinkelvollkornmehl
Meersalz
150 ml Milch
Salz
Pfeffer
frisch geriebene Muskatnuss
2 El fein gehackter Kerbel

1. Die Walnüsse in einer Pfanne ohne Fett anrösten, bis sie anfangen zu duften, dann auf einem Teller abkühlen lassen.

2. Währenddessen den Spitzkohl waschen, halbieren, den Strunk entfernen und den Kohl quer in Streifen schneiden. Zwiebel und Knoblauch schälen und beides fein würfeln. In einer großen Pfanne 2 Teelöffel Olivenöl erhitzen, Zwiebel und Knoblauch darin leicht anschwitzen, dann den Spitzkohl hinzufügen. Etwa 10 Minuten braten, dabei ab und zu umrühren.

3. In der Zwischenzeit die gefrorenen Erbsen in einem Topf mit kochendem Wasser ca. 5 Minuten blanchieren. Den Kabeljau waschen, trocken tupfen, in 4 gleich große Stücke teilen und leicht mehlieren. In einer Pfanne das restliche Olivenöl erhitzen, die Fischfilets von beiden Seiten kross anbraten und mit Meersalz würzen. Anschließend den Fisch in der Pfanne ohne weitere Hitze ziehen lassen, sodass die Filets in der Mitte noch leicht glasig bleiben.

4. Das Kochwasser der Erbsen abgießen und diese mit Milch fein pürieren. Den Spitzkohl unterheben und alles mit Salz, Pfeffer und frisch geriebener Muskatnuss würzen. Den Kabeljau mit dem Püree servieren. Mit grob zerbröselten Walnüssen und mit Kerbel bestreuen.

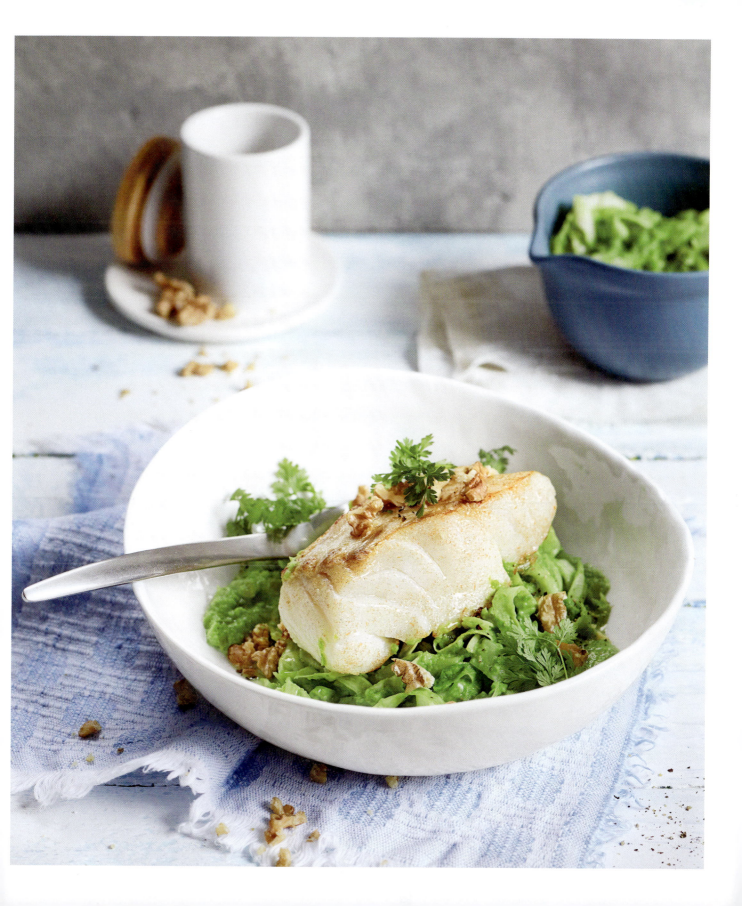

LACHSFORELLE
mit Zucchinigemüse

Zubereitungszeit: ca. 30 Minuten
Pro Portion ca. 453 kcal, 39 g E, 19 g F, 29 g KH

Zutaten

Für 4 Portionen

Für den Stampf
500 g mehligkochende Kartoffeln
1/2 Knolle Sellerie (ca. 300 g)
Salz
150 ml Milch (1,5 % Fett)
frisch geriebene Muskatnuss
Pfeffer
1–2 El Leinöl

Für das Gemüse
4 Zucchini
3 Stiele Thymian
2 El Olivenöl
Salz
Pfeffer

Für den Fisch
4 Lachsforellenfilets mit Haut (je ca. 150 g)
1 El Zitronensaft
Salz
Pfeffer
2 El Olivenöl

1. Für den Stampf die Kartoffeln und den Sellerie schälen und würfeln. In wenig Salzwasser ca. 20 Minuten gar kochen. Abgießen und abtropfen lassen. Die Milch in den Topf gießen und erwärmen. Kartoffeln und Sellerie zugeben und grob zerstampfen. Mit Muskatnuss, Salz und Pfeffer kräftig abschmecken. Das Leinöl unterrühren.

2. Für das Gemüse die Zucchini putzen, waschen und in Scheiben schneiden. Thymian waschen, trocken tupfen und die Blätter hacken. In einer Pfanne das Öl erhitzen und das Gemüse 4–5 Minuten bissfest anbraten. Mit Thymian, Salz und Pfeffer abschmecken.

3. Die Lachsforellenfilets waschen und trocken tupfen. Die Hautseite quer einschneiden und mit Zitronensaft beträufeln. Den Fisch salzen und pfeffern. In einer Pfanne das Öl erhitzen. Die Filets mit der Hautseite nach unten ca. 3 Minuten braten, wenden und weitere 2 Minuten gar braten.

4. Den Kartoffel-Sellerie-Stampf mit Zucchinigemüse und Lachsforellenfilets servieren.

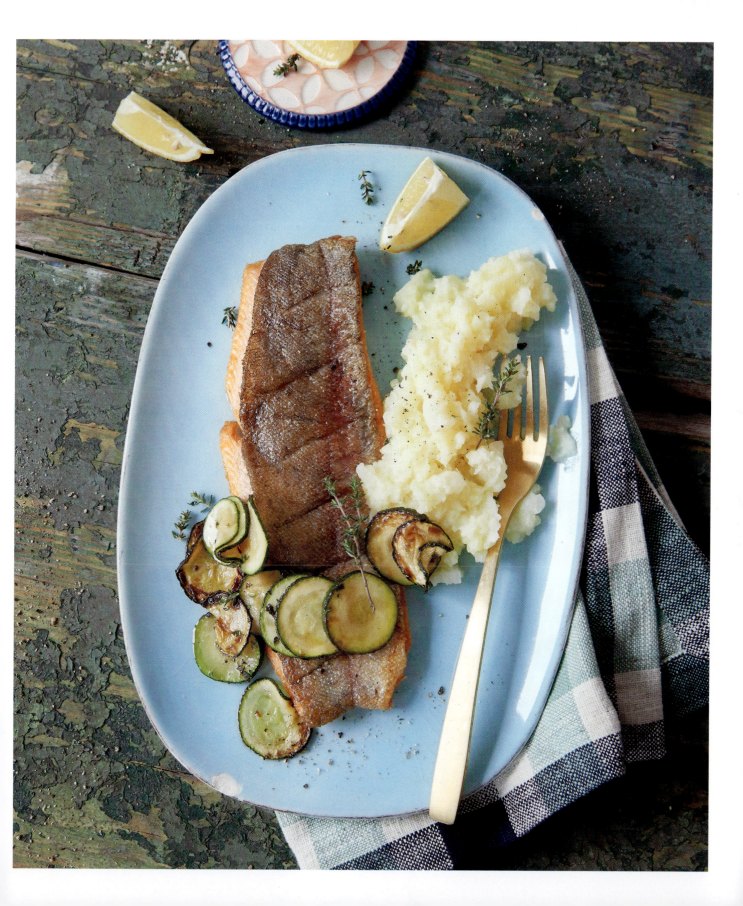

KRÄUTER-QUARK-AUFSTRICH
mit Leinöl

⏱ Zubereitungszeit: ca. 15 Minuten
📋 Pro Portion ca. 158 kcal, 11 g E, 11 g F, 4 g KH

Zutaten

Für 2 Portionen (ca. 220 ml)
150 g Magerquark
50 g Joghurt (1,5 % Fett)
2 El Leinöl
1/2 Bund Schnittlauch
1 Handvoll gemischte Kräuter
wie z. B. Petersilie, Dill,
Basilikum, Salbei
Salz
Pfeffer

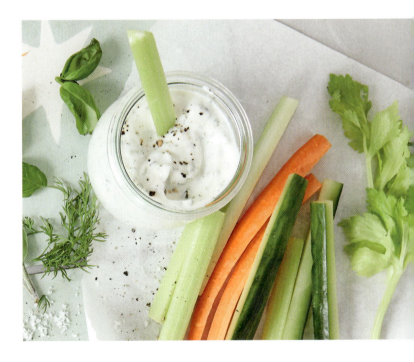

1. Den Magerquark mit dem Joghurt und dem Leinöl glatt rühren. Schnittlauch und Kräuter waschen, trocken schütteln und fein hacken. Die Kräuter untermischen und den Aufstrich mit Salz und Pfeffer abschmecken.

2. Den Aufstrich in ein steriles Schraubglas füllen und im Kühlschrank aufbewahren. Er hält sich ca. 2 Tage.

*Tipp

Dazu passen Gemüsesticks wie z. B. Möhren, Kohlrabi, Staudensellerie, Gurke oder auch Kirschtomaten.

Fastenfrei – Abend

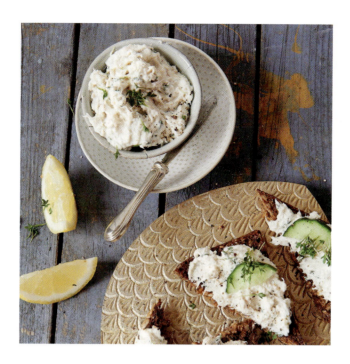

FORELLENAUFSTRICH

mit Kresse

⏱ Zubereitungszeit: ca. 15 Minuten
📋 Pro Portion ca. 129 kcal, 19 g E, 5 g F, 2 g KH

Zutaten

Für 2 Portionen (ca. 250 ml)

2 geräucherte Forellenfilets (ca. 120 g)
100 g Frischkäse (fettreduziert)
1/2 Kästchen Kresse
1 Tl Zitronensaft
Salz
Pfeffer

1. Die Forellenfilets gegebenenfalls von Gräten befreien und mit einer Gabel zerdrücken. Mit dem Frischkäse verrühren.

2. Die Kresse vom Beet schneiden und unter den Dip rühren. Mit Zitronensaft, Salz und Pfeffer abschmecken.

*Tipp

Den Forellenaufstrich auf Vollkornbrot streichen, mit Gurkenscheiben oder Paprikastreifen servieren und nach Belieben mit weiterer Kresse bestreuen.

Fastenfrei - Abend

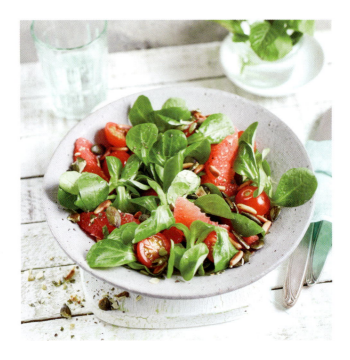

FELDSALAT

mit Tomaten und Grapefruit

⏱ Zubereitungszeit: ca. 25 Minuten
🗒 Pro Portion ca. 198 kcal, 7 g E, 10 g F, 17 g KH

Zutaten

Für 4 Portionen
30 g Pinienkerne
40 g Kürbiskerne
250 g Feldsalat
250 g Cocktailtomaten
4 Grapefruits
2 El Agavendicksaft
1 El Olivenöl
Salz
Pfeffer

1. Pinienkerne und Kürbiskerne in einer Pfanne ohne Fett anrösten, bis sie zu duften beginnen, dann auf einem Teller abkühlen lassen.

2. In der Zwischenzeit den Feldsalat waschen, trocken schütteln und verlesen. Die Tomaten waschen, die Stielansätze entfernen und die Tomaten halbieren. Die Grapefruits schälen und das Fruchtfleisch filetieren. Alles in eine große Schüssel geben.

3. Für die Vinaigrette den Agavendicksaft mit dem Olivenöl vermengen. Mit Salz und Pfeffer abschmecken. Die Vinaigrette über den Salat gießen und alles vermischen. Den Salat auf Tellern anrichten und mit Pinienkernen und Kürbiskernen bestreut servieren.

Fastenfrei – Abend

GRÜNER SALAT
mit Ranch-Dressing

⏱ Zubereitungszeit: ca. 20 Minuten
🏷 Pro Portion ca. 250 kcal, 3 g E, 24 g F, 4 g KH

Zutaten

Für 4 Portionen

Für das Dressing

100 g Mayonnaise
1 Prise Knoblauchpulver
1 Prise Zwiebelpulver
1 Prise Salz
1/4 Tl Pfeffer
1 El fein gehackte krause Petersilie
100 ml Milch

Für den Salat

1 Kopf Eisbergsalat
1 kleiner Kopf Radicchio
1 Bund Rucola
4 Frühlingszwiebeln
60 g Kressesprossen

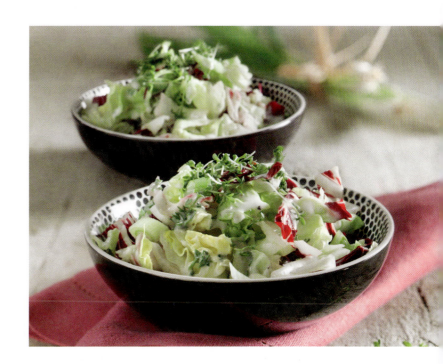

1. Für das Dressing alle Zutaten in eine Schüssel geben und mit dem Schneebesen gut vermischen.

2. Die Salate putzen und in mundgerechte Stücke schneiden oder reißen. Danach waschen und trocken schleudern.

3. Die Frühlingszwiebeln waschen und in feine Ringe schneiden. Zu den Salaten geben und alles mit dem Ranch-Dressing vermengen. Den Salat mit den Kressesprossen garniert servieren.

Fastenfrei - Abend

BUNTE FISCHSUPPE
mit Fenchel

Zubereitungszeit: ca. 25 Minuten
Pro Portion ca. 230 kcal, 26 g E, 10 g F, 8 g KH

Zutaten

Für 4 Portionen

1 Knoblauchzehe
1 Zwiebel
1 Bund Frühlingszwiebeln
2 Knollen Fenchel
500 g gemischte Fischfilets (z. B. Rotbarsch, Seelachs, Kabeljau)
1–2 El Zitronensaft
Salz
Pfeffer
2 El Olivenöl
500 ml Gemüsebrühe
1 Dose geschälte Tomaten (400 g)

1. Die Knoblauchzehe und die Zwiebel schälen und fein hacken. Die Frühlingszwiebeln putzen, waschen und schräg in Ringe schneiden. Die Fenchelknollen putzen, waschen und halbieren. In Streifen schneiden oder hobeln. Das Grün hacken und beiseitelegen.

2. Den Fisch klein würfeln, mit Zitronensaft beträufeln und mit Salz und Pfeffer würzen.

3. In einem Topf das Olivenöl erhitzen, Knoblauch und Zwiebel glasig anschwitzen. Frühlingszwiebeln und Fenchel zugeben und kurz anbraten. Gemüsebrühe aufgießen und geschälte Tomaten zugeben. Bei mittlerer Hitze 10 Minuten köcheln lassen. Mit Salz und Pfeffer würzen.

4. Die Fischfilets zugeben und 5–6 Minuten (je nach Dicke des Fisches) gar ziehen lassen. Die Fischsuppe mit Fenchelgrün bestreut servieren.

*Tipp

Die Suppe schmeckt auch lecker mit roter und gelber Paprika und Zucchini, wenn du lieber mediterran isst.

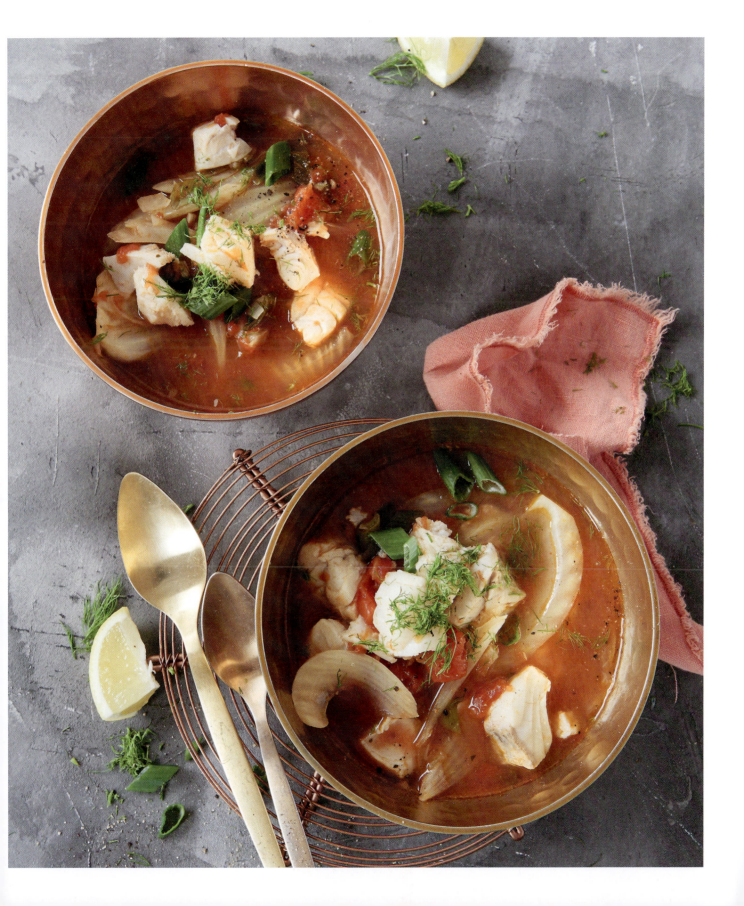

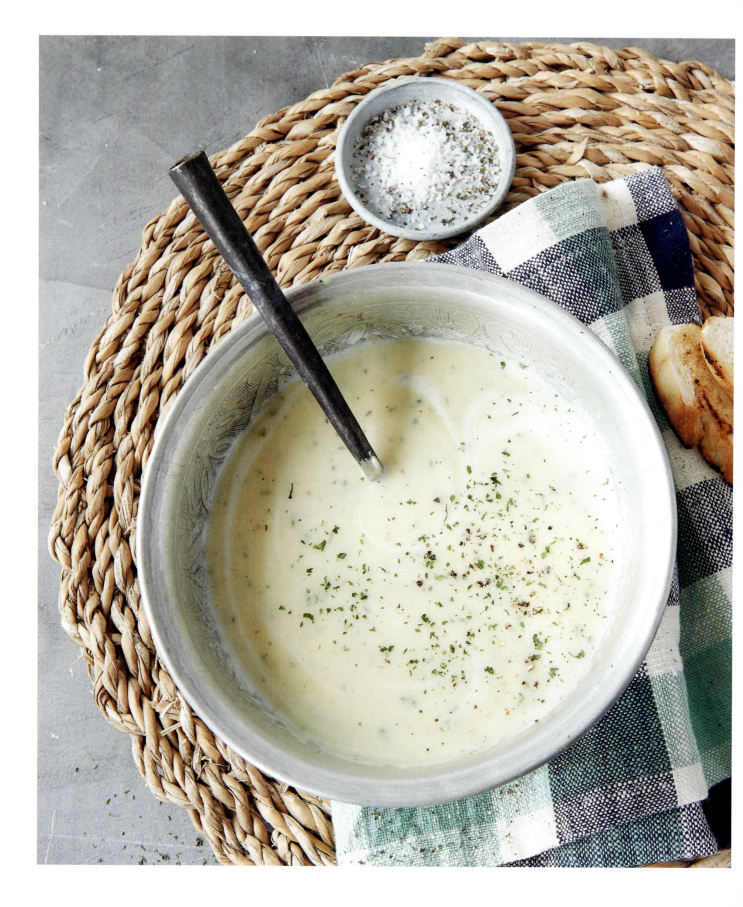

KARTOFFELSUPPE
mit Buttermilch und Kerbel

Zubereitungszeit: ca. 20 Minuten
Pro Portion ca. 168 kcal, 5 g E, 7 g F, 20 g KH

Zutaten

Für 4 Portionen
1 Zwiebel
400 g mehligkochende Kartoffeln
2 El Olivenöl
500 ml Gemüsebrühe
1 Bund Kerbel
200 ml Buttermilch
frisch geriebene Muskatnuss
Salz
Pfeffer

1. Die Zwiebel schälen und fein hacken. Die Kartoffeln schälen und grob zerkleinern.

2. Das Öl in einem großen Topf erhitzen und die Zwiebel glasig anschwitzen. Die Kartoffeln zugeben, die Gemüsebrühe aufgießen und alles bei kleiner Hitze ca. 15 Minuten köcheln lassen, bis die Kartoffeln weich sind.

3. Inzwischen den Kerbel waschen, trocken schütteln und klein hacken. Die Buttermilch zur Suppe geben und alles mit einem Stabmixer fein pürieren. Mit Muskatnuss, Salz und Pfeffer abschmecken. Den Kerbel unterrühren und die Suppe servieren.

Tipp

Diese Suppe kannst du sogar einmal an einem Fastentag genießen, wenn du sie mit weiteren niedrigkalorischen Gerichten in deinem Plan kombinierst.

Fastenfrei - Abend

GEMÜSEKÜCHLEIN

mit Rosmarin

⏱ Zubereitungszeit: ca. 25 Minuten
🗒 Pro Portion ca. 243 kcal, 10 g E, 16 g F, 15 g KH

Zutaten

Für 2 Portionen (8–10 Stück)

200 g Hokkaido-Kürbis
1 kleine Zucchini
2 Frühlingszwiebeln
1 kleine Knoblauchzehe
50 g Magerquark
2–3 El Kichererbsenmehl
1 Zweig Rosmarin
Salz
Pfeffer
3 El Olivenöl

1. Den Kürbis und die Zucchini waschen, den Kürbis entkernen und beides grob raspeln. Die Frühlingszwiebeln waschen, putzen und in Ringe schneiden. Die Knoblauchzehe schälen und fein hacken. Alles miteinander vermischen.

2. Magerquark und Kichererbsenmehl untermengen. Die Rosmarinnadeln fein hacken und ebenfalls untermischen. Kräftig mit Salz und Pfeffer würzen.

3. In einer Pfanne das Öl erhitzen und je 1 Esslöffel von der Masse hineinsetzen. Bei mittlerer Hitze die Küchlein 3–4 Minuten goldbraun anbraten, wenden und 3–4 Minuten fertigbraten. Dazu passt Tsatsiki oder der Kräuter-Quark-Aufstrich von S. 86.

Meal Prep

Die Küchlein schmecken sowohl warm als auch kalt und sind somit ideal zum Mitnehmen geeignet. Mach doch gleich mehr davon und bewahre die Küchlein in einer verschlossenen Box 4–5 Tage im Kühlschrank auf.

Fastenfrei – Abend

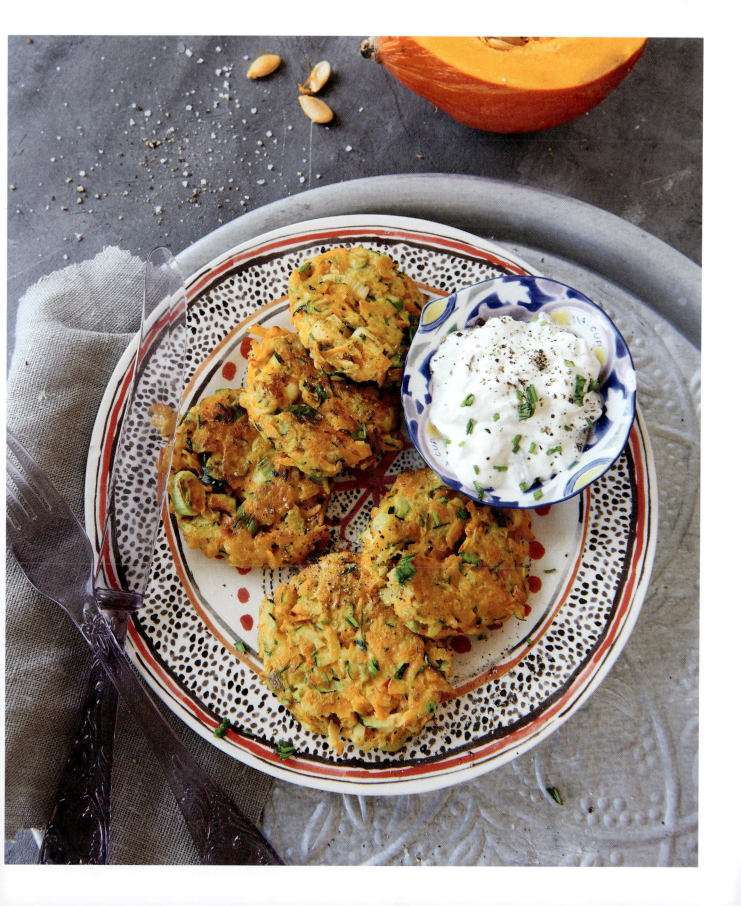

KRABBENOMELETTE
auf Vollkorn-Knäckebrot

Zubereitungszeit: ca. 25 Minuten
Pro Portion ca. 243 kcal, 22 g E, 12 g F, 13 g KH

Zutaten

Für 4 Portionen

4 Frühlingszwiebeln
300 g Schlangengurke
½ Bund Dill
1 Tl Olivenöl
160 g Nordseekrabben
6 Eier
6 El Milch
Salz
Pfeffer
4 Scheiben Vollkorn-Knäckebrot
20 g Alfalfasprossen

1. Frühlingszwiebeln waschen, putzen und in feine Ringe schneiden. Gurke waschen, putzen und in feine Scheiben schneiden. Den Dill waschen und trocken schütteln.

2. Etwas Olivenöl in einer Pfanne erhitzen und jeweils ein Viertel der Krabben und der Frühlingszwiebeln bei mittlerer Hitze anbraten. Währenddessen die Eier zusammen mit der Milch in einer Schale luftig aufschlagen und mit Salz und Pfeffer würzen. Ein Viertel der Eimasse über die Krabben in die Pfanne gießen und stocken lassen. Herausnehmen und warm halten. Auf die gleiche Weise die anderen Omelettes backen.

3. Die Omelettes auf den Knäckebroten anrichten. Gurken und Sprossen darauf verteilen. Mit Dill garniert servieren.

Fastenfrei – Abend

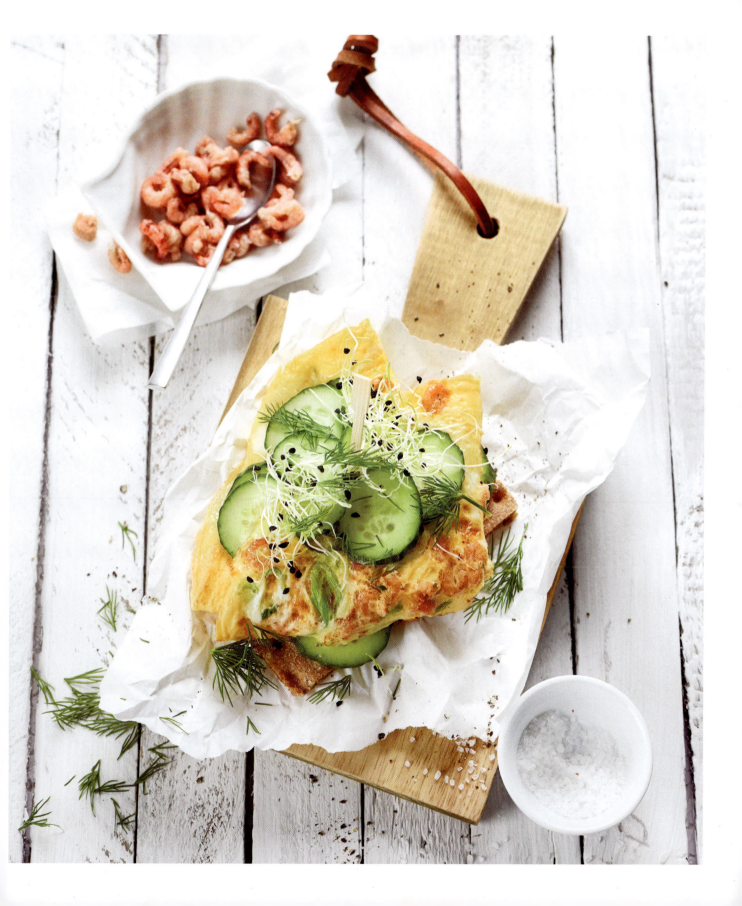

TERIYAKIHUHN

im Salatpäckchen

⏱ Zubereitungszeit: ca. 30 Minuten
⚖ Pro Portion ca. 217 kcal, 40 g E, 3 g F, 8 g KH

Zutaten

Für 4 Portionen

125 ml dunkle Sojasauce
2 El Mirin
1 El Zucker
600 g Hühnerbrustfilet
3 El Erdnussöl
1 Gurke
12 große Eisbergsalatblätter
1 Chilischote
3 El gehackter frischer Koriander

Außerdem
Zahnstocher zum Fixieren

1. Für die Teriyakisauce Sojasauce, Mirin und Zucker in einem kleinen Topf zum Kochen bringen und 2 Minuten im offenen Topf köcheln lassen. Danach beiseitestellen.

2. Das Fleisch waschen, trocken tupfen und in 1 Zentimeter große Würfel schneiden. Das Erdnussöl in einer Pfanne erhitzen und das Fleisch darin von allen Seiten goldbraun braten. Die Pfanne vom Herd nehmen, die Sauce darübergeben und gut verrühren.

3. Die Gurke waschen, trocknen, putzen und in kleine Stifte hobeln. Die Salatblätter waschen und trocken schleudern. Die Chilischote waschen und in feine Ringe schneiden.

4. Die Zutaten auf die Salatblätter verteilen, die Salatblätter zu kleinen Päckchen falten und mit einem Zahnstocher verschließen.

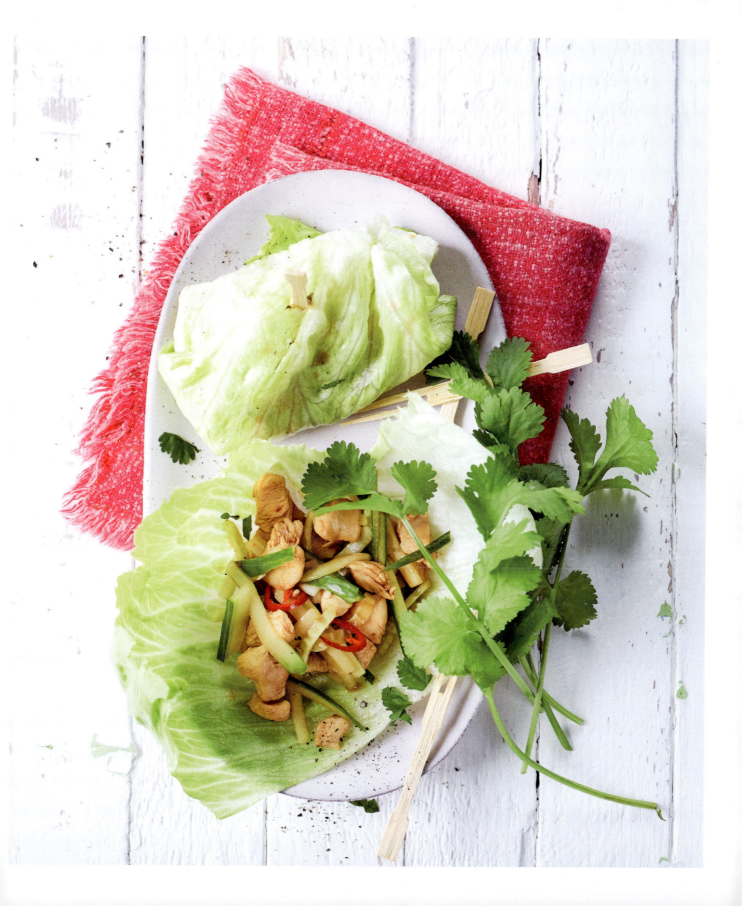

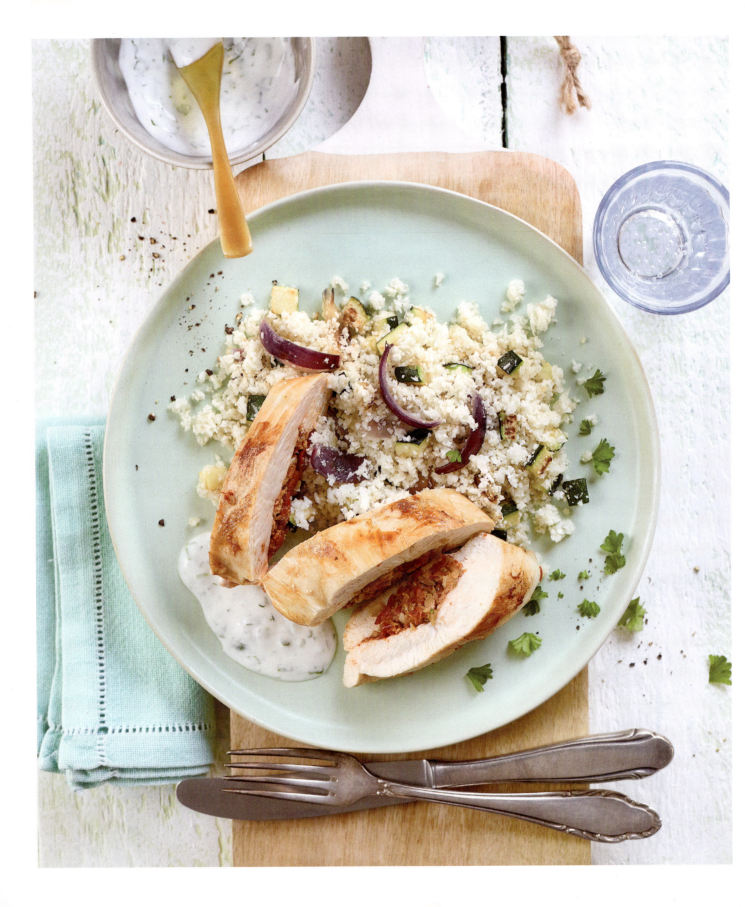

GEFÜLLTES HÜHNCHEN
mit Gemüsereis

Zubereitungszeit: ca. 40 Minuten
Pro Portion ca. 317 kcal, 44 g E, 8 g F, 15 g KH

Zutaten

Für 4 Portionen

80 g getrocknete Tomaten ohne Öl
600 g Blumenkohl
2 große Hähnchenbrustfilets à ca. 300 g
3 Zweige Oregano
100 g grüne Oliven (ohne Stein)
3 Tl Olivenöl
300 g Zucchini
2 rote Zwiebeln
Salz
Pfeffer
2 Zweige Petersilie
200 g Joghurt
2 El Zitronensaft

1. Die getrockneten Tomaten mit heißem Wasser übergießen und etwa 15 Minuten einweichen. Blumenkohl waschen, in Röschen teilen und diese im Blitzhacker oder mit einem großen Küchenmesser zerkleinern, sodass eine reisähnliche Konsistenz entsteht.

2. Die Hähnchenbrustfilets waschen und trocken tupfen. Dann jeweils seitlich eine Tasche hineinschneiden. Oregano waschen, trocken schütteln und die Blättchen abzupfen. Die Tomaten abgießen und zusammen mit Oliven und Oregano grob pürieren. Die Olivenmasse in den Hähnchenbrusttaschen verteilen und mit kleinen Holzspießen verschließen. 1 Teelöffel Olivenöl in einer Pfanne erhitzen und das Fleisch darin bei mittlerer Hitze gar braten.

3. In der Zwischenzeit Zucchini waschen, putzen und in kleine Würfel schneiden. Zwiebeln schälen und in Spalten schneiden. Beides in einer weiteren Pfanne in dem restlichen Olivenöl anbraten, den Blumenkohlreis dazugeben, mit Salz und Pfeffer würzen und 2–3 Minuten mitdünsten.

4. Die Petersilie waschen, trocken schütteln und klein hacken. Mit Joghurt und Zitronensaft zu einem Dip verrühren und diesen zusammen mit den aufgeschnittenen Hähnchenbrustfilets und dem Gemüsereis servieren.

Meal Prep

Der Gemüsereis ist auch eine tolle Beilage für einen Fastentag. Mach doch gleich die doppelte Portion und genieße ihn z. B. mit übriggebliebenem Ratatouille (S. 74) oder auch zum Schweinefilet mit Spargel (S. 30).

Fastenfrei - Abend

GEFÜLLTE ZUCCHINI
griechische Art

Zubereitungszeit: ca. 35 Minuten
Pro Portion ca. 780 kcal, 57 g E, 51 g F, 21 g KH

Zutaten

Für 4 Portionen

6 mittelgroße Zucchini
Salz, Pfeffer
400 g Mini-Snack-Tomaten
6 El Olivenöl
1/2 Bund Basilikum
2 rote Zwiebeln
2 Knoblauchzehen
800 g Rinderhackfleisch
4 El Tomatenmark
2 Dosen ganze Tomaten (à 400 g)
2 El Aceto balsamico
6 El Kalmata-Oliven ohne Stein
200 g Feta

Außerdem

Olivenöl für die Form
griechischer Joghurt als Topping
Basilikum zum Servieren

Meal Prep

Wenn du noch viel Zucchinifüllung übrighast, kannst du sie auch als Sauce zu den Zoodles von S. 78 reichen. Bewahre die übrige Füllung in einem Schraubglas für max. 3 Tage im Kühlschrank auf.

1. Den Backofen auf 200 °C Umluft vorheizen. Die Zucchini waschen und längs halbieren. Die Hälften mit einem Löffel aushöhlen, sodass nur noch ein max. 1 cm dicker Rand übrig bleibt. Den Boden einer großen Auflaufform mit etwas Olivenöl auspinseln. Zucchini mit etwas Olivenöl bepinseln, leicht salzen und pfeffern und in der Auflaufform ca. 12 Minuten im Ofen garen.

2. Die Tomaten waschen und trocken tupfen. Dann auf einem Backblech oder in einer flachen Auflaufform verteilen, 2 Esslöffel Olivenöl darüber verteilen sowie gehacktes Basilikum, etwas Salz und Pfeffer. Vermengen und die Tomaten 9–10 Minuten im Ofen garen (neben die Zucchini oder auch auf den Boden des Ofens).

3. In der Zwischenzeit die Zwiebeln schälen und in Ringe schneiden. Knoblauch schälen und hacken. Das Hackfleisch in einer Pfanne mit 4 Esslöffeln Olivenöl scharf anbraten. Gut gebräuntes Hackfleisch salzen und pfeffern, Knoblauch und Zwiebeln dazugeben und für ca. 2 Minuten braten. Tomatenmark dazugeben und unter Rühren weitere 2 Minuten braten. Dann die Dosentomaten dazugeben, mit dem Kochlöffel leicht zerdrücken, den Essig und die Oliven dazugeben, salzen und pfeffern und alles auf kleiner Flamme ca. 6 Minuten köcheln lassen. Pfanne vom Herd nehmen und den Feta in die Hackmischung bröseln, einmal kurz umrühren.

4. Zucchini aus dem Ofen nehmen. Die Hackfüllung in die Zucchinihälften geben. Die restliche Füllung auf dem Boden der Auflaufform verteilen. Die Tomaten auf den Zucchinihälften verteilen und alles weitere 6 Minuten im Ofen garen. Fertige Zucchini mit grob gehacktem Basilikum bestreut servieren. Dazu griechischen Joghurt als Topping reichen.

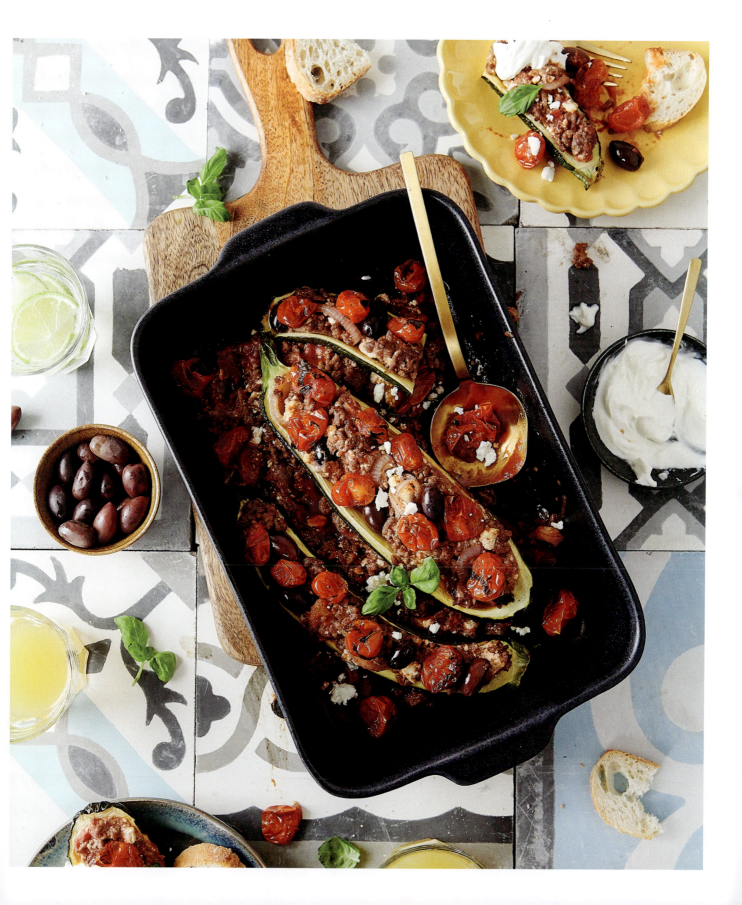

HIRSE-HACKFLEISCH-PFANNE
mit Spitzpaprika

⏱ Zubereitungszeit: ca. 30 Minuten
⚖ Pro Portion ca. 565 kcal, 33 g E, 29 g F, 43 g KH

Zutaten

Für 4 Portionen
200 g Hirse
2 Knoblauchzehen
2 rote Spitzpaprika
2 Möhren
2 Stangen Sellerie
3 El Rapsöl
500 g Rinderhackfleisch
400 ml Gemüsebrühe
Saft von 1 Orange
1 Bund Petersilie
Salz
Pfeffer

1. Die Hirse in einem Sieb unter fließendem heißem Wasser waschen und abtropfen lassen. Die Knoblauchzehen schälen und fein hacken. Die Paprika waschen, putzen und in Streifen schneiden. Die Möhren putzen, schälen und klein würfeln. Die Selleriestangen gegebenenfalls entfädeln, waschen und klein würfeln.

2. In einer großen Pfanne das Öl erhitzen und das Hackfleisch krümelig anbraten. Den Knoblauch und das Gemüse zufügen und bei kleiner Hitze 8 Minuten mitbraten, dabei gelegentlich umrühren. Hirse dazugeben, die Gemüsebrühe aufgießen und alles aufkochen. Bei kleiner Hitze 7–10 Minuten garen, gelegentlich umrühren. Den Orangensaft unterrühren und zugedeckt 5 Minuten ausquellen lassen. Inzwischen die Petersilie waschen, trocken schütteln und klein hacken.

3. Die Hirse-Hackfleisch-Pfanne mit Salz und Pfeffer abschmecken. Mit Petersilie bestreut servieren.

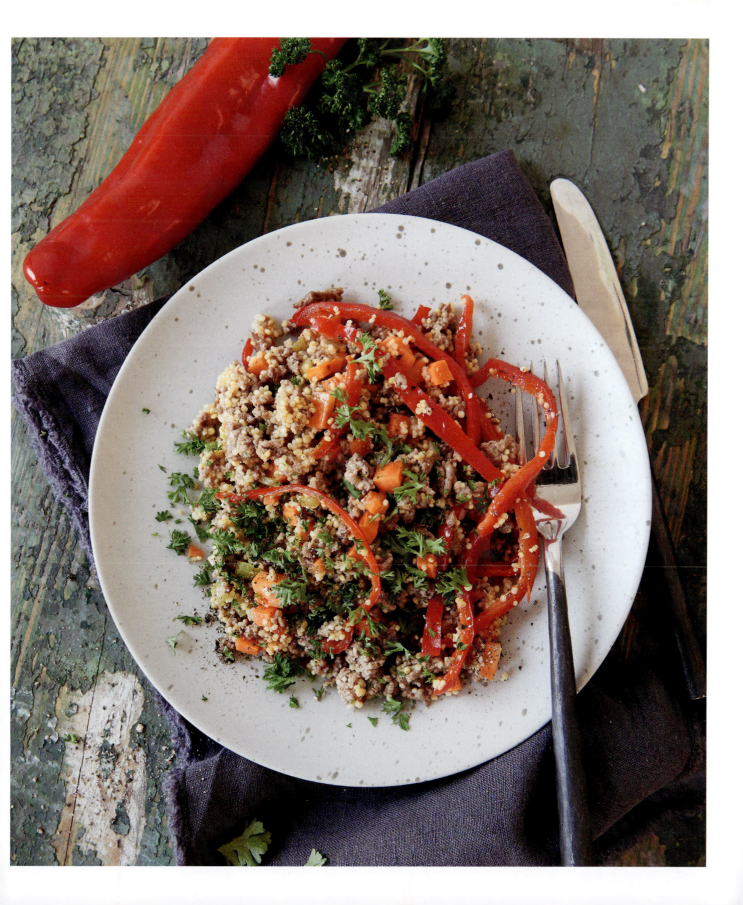

LACHS IM PÄCKCHEN

mit Spinat und Orange

⏱ Zubereitungszeit: ca. 20 Minuten (plus Backzeit)
📋 Pro Portion ca. 402 kcal, 33 g E, 27 g F, 6 g KH

Zutaten

Für 4 Portionen

4 Lachsfilets (je ca. 150 g)
1 unbehandelte Orange
1 Knolle Fenchel
200 g Babyspinat
4 El Olivenöl
Salz
Pfeffer
Saft von einer 1/2 Zitrone

1. Den Backofen auf 180 °C vorheizen. Die Lachsfilets unter fließendem kaltem Wasser abspülen und trocken tupfen. Die Orange heiß abspülen und etwas Schale abreiben. Die Orange schälen und filetieren. Den Fenchel waschen und das Grün abschneiden. Fenchelgrün klein hacken und beiseitelegen. Die Knolle halbieren, putzen und in dünne Scheiben schneiden oder hobeln. Den Spinat putzen, waschen, verlesen und trocken schütteln.

2. Vier große Rechtecke (ca. 38 x 48 cm) aus Backpapier zuschneiden und mit je 1 Esslöffel Olivenöl bepinseln. Den Spinat in der Mitte verteilen und das Lachsfilet mit der Hautseite nach unten darauflegen. Mit dem Fenchel und den Orangenscheiben belegen. Mit dem Fenchelgrün und etwas abgeriebener Orangenschale bestreuen und mit Salz und Pfeffer würzen. Mit dem Zitronensaft beträufeln.

3. Die Päckchen gut verschließen. Dazu die Längsseiten mittig zusammenschlagen, die Ränder ineinanderfalten und mehrere Male umknicken. Dann die schmalen Seiten einige Male umknicken. Mit Küchengarn fixieren.

4. Die Fischpäckchen auf das Backblech legen und im Backofen ca. 20 Minuten backen. Herausnehmen und sofort servieren. Dazu passt Naturreis.

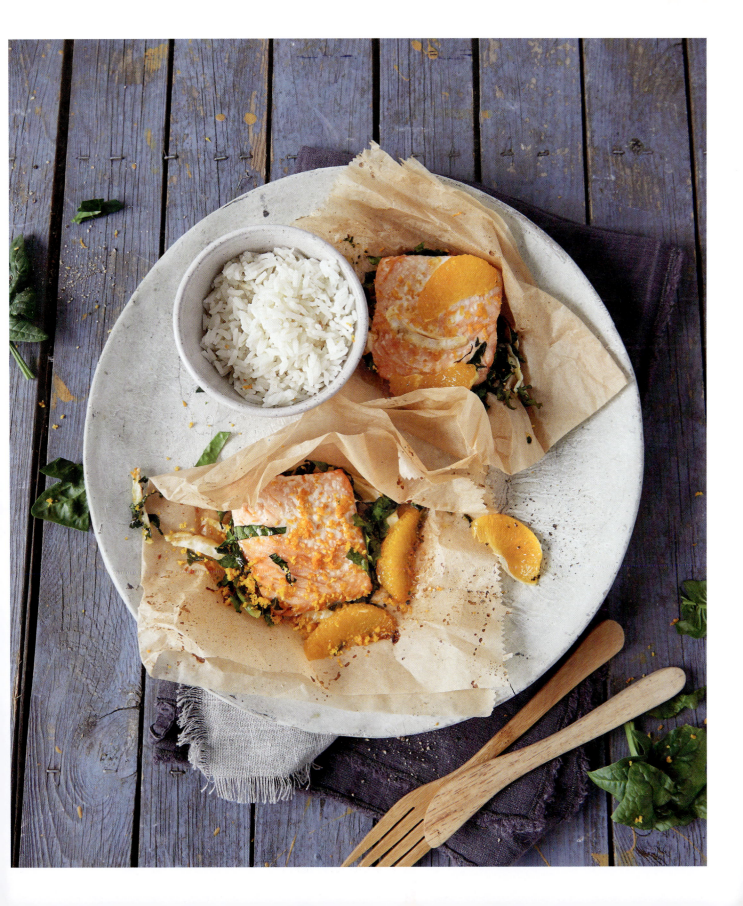

2-WOCHEN-PLAN

	FRÜHSTÜCK	
Montag	Herzhafte Frühstücksmuffins	S. 60
Dienstag (Fastentag)	Buttermilch-Drink mit Papaya	S. 14
Mittwoch	Porridge mit Apfel und Himbeeren	S. 48
Donnerstag (Fastentag)	Herzhaftes Zucchini-Omelette	S. 21
Freitag	Pfirsich-Johannisbeer-Smoothie-Bowl	S. 50
Samstag	Frittata mit Pilzen und Paprika	S. 62
Sonntag	Amaranth-Pancakes mit Physalis und Mango	S. 44
Montag	Dinkelbrot mit Avocadocreme	S. 57
Dienstag (Fastentag)	Obstsalat mit Mandeln und Kokos	S. 18
Mittwoch	Sojajoghurt mit Früchten	S. 49
Donnerstag (Fastentag)	Spinat-Avocado-Smoothie	S. 15
Freitag	Shakshuka	S. 58
Samstag	Buchweizencrêpes mit Beerenquark	S. 47
Sonntag	Rühreibrot mit Parmaschinken	S. 54

MITTAGESSEN		**ABENDESSEN**	
Fruchtiger Rotkohlsalat mit Blauschimmelkäse	S. 65	Gefülltes Hühnchen mit Gemüsereis	S. 101
Cremige Blumenkohl-Curry-Suppe	S. 22	Schafskäse-Pfanne	S. 34
Ratatouille mit Kalbsschnitzel	S. 74	Bunte Fischsuppe mit Fenchel	S. 90
Pilzsuppe mit Kürbiskernen	S. 24	Mini-Pizza mit Brokkoliboden	S. 26
Lachsforelle mit Zucchinigemüse	S. 84	Gemüseküchlein mit Rosmarin	S. 94
Hühnchen mit Bohnen-Mais-Salat	S. 73	Grüner Salat mit Ranch-Dressing	S. 89
Burger mit Radieschen und Speck	S. 81	Kräuter-Quark-Aufstrich mit Leinöl	S. 86
Geröstete Paprikasuppe mit Schafskäse	S. 68	Gefüllte Zucchini griechische Art	S. 102
Balkan Wraps mit Ajvar und Feta	S. 29	Bohnensuppe mit Buttermilch	S. 37
Hackbällchen mit Zoodles	S. 78	Krabbenomelette auf Vollkornbrot	S. 96
Ratatouille-Torte	S. 32	Garten-Wildkräuter-Salat	S. 42
Kabeljaufilet mit Erbsen-Spitzkohl-Püree	S. 82	Kartoffelsuppe mit Buttermilch und Kerbel	S. 93
Gebackener Ziegenkäse auf Feigencarpaccio	S. 66	Teriyakihuhn im Salatpäckchen	S. 98
Königsberger Klopse	S. 76	Feldsalat mit Tomaten und Grapefruit	S. 88

2-Wochen-Plan

REZEPTVERZEICHNIS

A
Amaranth-Pancakes mit Physalis und Mango 44

B
Balkan Wraps mit Ajvar und Feta 29
Blaubeer-Hirse-Smoothie-Bowl 52
Blumenkohl-Curry-Suppe, cremige 22
Bohnensuppe mit Buttermilch 37
Buchweizencrêpes mit Beerenquark 47
Burger mit Speck und Radieschen 81
Buttermilch-Drink mit Papaya 14

D
Dinkelbrot mit Avocadocreme 57

F
Feldsalat mit Tomaten und Grapefruit 88
Fischsuppe mit Fenchel, bunte 90
Forellenaufstrich mit Kresse 87
Frittata mit Pilzen und Paprika 62
Frühstücksmuffins, herzhafte 60

G
Garten-Wildkräuter-Salat 42
Gemüseküchlein mit Rosmarin 94
Gurken-Shake mit Kefir 43

H
Hackbällchen mit Zoodles 78
Hirse-Hackfleisch-Pfanne mit Spitzpaprika 104
Hühnchen mit Bohnen-Mais-Salat 73
Hühnchen mit Gemüsereis, gefülltes 101

K
Kabeljaufilet mit Erbsen-Spitzkohl-Püree 82
Kartoffelsuppe mit Buttermilch und Kerbel 93
Königsberger Klopse 76
Krabbenomelette auf Vollkorn-Knäckebrot 96
Kräuter-Quark-Aufstrich mit Leinöl 86

L

Lachsforelle mit Zucchinigemüse	84
Lachs im Päckchen mit Spinat und Orange	106
Linsensuppe mit Hühnchen	70

M

Mini-Pizza mit Brokkoliboden	26

O

Obstsalat mit Mandeln und Kokos	18

P

Papaya-Goji-Smoothie-Bowl	16
Paprikamuffins mit Schinken	40
Paprikasuppe mit Schafskäse, geröstete	68
Pfirsich-Johannisbeer-Smoothie-Bowl	50
Pilzsuppe mit Kürbiskernen	24
Porridge mit Apfel und Himbeeren	48

R

Ratatouille mit Kalbsschnitzel	74
Ratatouille-Torte	32
Rotkohlsalat mit Blauschimmelkäse, fruchtiger	65
Rühreibrot mit Parmaschinken	54

S

Salat mit Ranchdressing, grüner	89
Schafskäse-Pfanne	34
Schweinefilet mit Spargel und Quinoa	30
Shakshuka	58
Sojajoghurt mit Früchten und Nüssen	49
Spinat-Avovado-Smoothie mit Kiwi	15

T

Teriyakihuhn im Salatpäckchen	98
Tomatensuppe mit Mandarinen	38

Z

Ziegenkäse auf Feigencarpaccio, gebackener	66
Zucchini griechische Art, gefüllte	102
Zucchini-Omelette, herzhaftes	21

Rezeptverzeichnis

Wichtiger Hinweis

Alle Angaben, Ratschläge und Tipps in diesem Buch wurden nach dem aktuellen Wissensstand sorgfältig erarbeitet. Dennoch erfolgen alle Angaben ohne Gewähr. Verlag und Autoren haften nicht für eventuelle Nachteile und Schäden, die aus den im Buch gemachten praktischen Hinweisen resultieren. Die in diesem Buch enthaltenen Ratschläge ersetzen nicht die Untersuchung und Betreuung durch einen Arzt.

Hinweise zum Buch

Backofentemperaturen: Die Backofentemperaturen in diesem Buch beziehen sich auf einen Elektroherd mit Ober- und Unterhitze. Falls Sie mit Umluft arbeiten, reduziert sich die Temperatur um 20 °C. Wenn nicht anders angegeben, wird immer die mittlere Einschubleiste des Backofens verwendet.

Abkürzungen:

ca. = circa	F = Fett	kg = Kilogramm	Msp. = Messerspitze
cm = Zentimeter	FP = Fertigprodukt	KH = Kohlenhydrate	TK = Tiefkühlprodukt
E = Eiweiß	g = Gramm	l = Liter	Tl = Teelöffel
El = Esslöffel	kcal = Kilokalorien	ml = Milliliter	

Abbildungs- und Textnachweis

Rezeptfotografie
Maria Brinkop (Seite 3 M. + u., 48, 63, 64, 72, 75, 85-87, 89, 91, 93, 95, 103, 105, 107), Kay Johannsen (Seite 77), Manuela Rüther (Seite 33), Studio Klaus Arras (Seite 2 u., 3 o., 12 u., 14/15, 25, 36, 39, 43, 45, 49, 55, 56, 67, 69, 71, 83, 88, 97, 99, 100, 111), TLC Fotostudio (alle übrigen)

Sonstige Fotos
stock.adobe.com: © ikostudio (Seite 6), © nenetus (Seite 9), © Olga (Seite 11), © rh2010 (Seite 4); TLC Fotostudio (Seite 8)

Rezepttexte
Katja Briol (Seite 14-15, 24, 37, 38, 43, 44, 49, 54, 57, 66, 68, 70, 82, 88, 96, 101), Sophie Bromberg (Seite 40), Annette & Marco Bruhin (Seite 89), Sabine Durdel-Hoffmann (Seite 42, 81), Nina Engels (Seite 58, 102), Marie Gründel (Seite 18), Anne Peters (Seite 98), Sarah Schocke (Seite 29, 60, 78), Anna Walz (Seite 32), Christina Wiedemann (Seite 16, 48, 50, 52, 62, 65, 73-74, 84-87, 90, 93-94, 104, 106); NGV Verlagsarchiv (alle übrigen)

Einleitungstexte
Marie Gründel (Seite 4–9), NGV Redaktion (Seite 10/11)

Illustrationen
stock.adobe.com: © Good Studio, © marylia17 und © sinoptic (Büroutensilien); © Mara Fribus (Wischer); © marylia17 (Pfeil); © voinsveta (Herzen, Sternchen); © zhaluldesign (Icon Uhr und Icon Waage)